腎臓 毒出し スープ

これだけ[illegible]が消える!

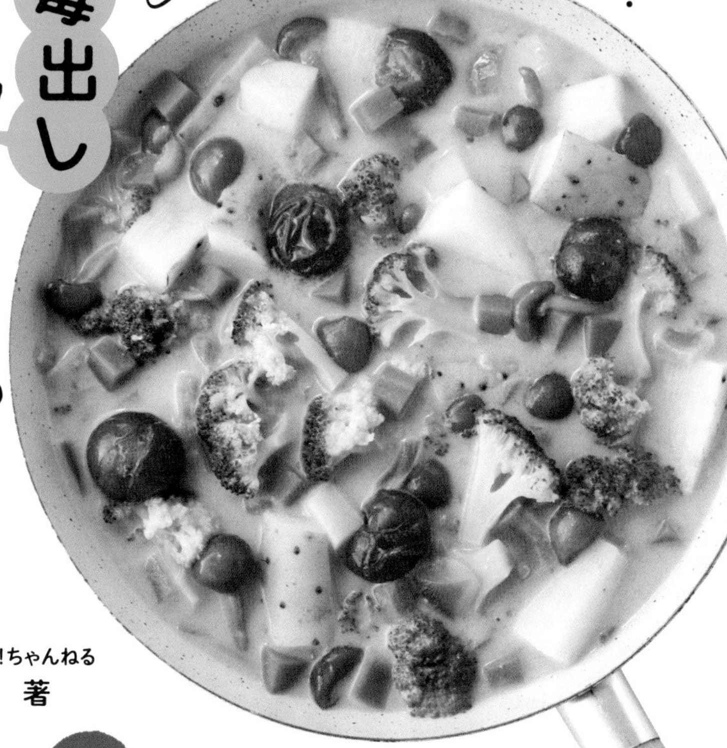

腎機能アップ!ちゃんねる
大野沙織　著

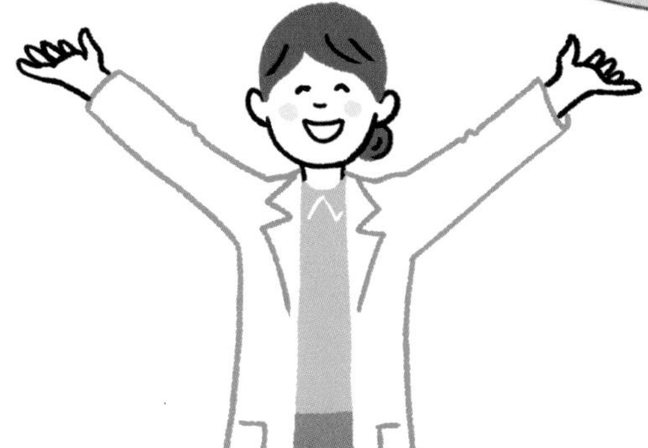

はじめに

2023年に初めての著書『超！解毒スープ』を出版し、嬉しいことにたくさんの人の手に取ってもらうことができました。腎臓に関する情報をあちこちで見かけるようになり、腎臓の大切さが広まっていくことを実感しています。

私は20代で片方の腎機能を失ったことがきっかけで鍼灸師になりました。中医学や漢方を学び、特に腎臓にいいといわれるものに関しては人一倍興味を持ち自分の体で試してきました。それらを、患者さんへの鍼灸治療に生かしたり、SNSでシェアしてきました。

最近は、よく「どうやってスープを思いつくのですか？」と聞かれます。実は、大半がYouTubeに寄せられるお悩みからなんです。「○○にいいスープを教えて」「△△に悩んでいます」とメッセージをいただいたら、その症状にいい食材や、食べるだけで治療になるような、気血水が整うバランスのいい食材をピックアップして組み立てていきます。

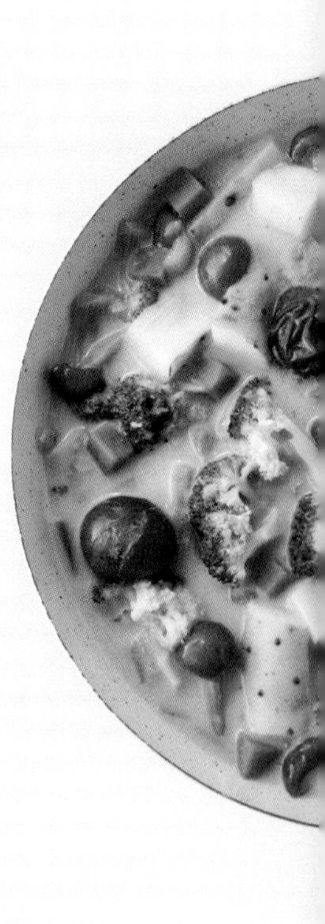

今回は少し東洋医学の考え方に踏み込み、腎臓はもちろん、体にとって最も大事な「気の巡り」と、そのセルフケアについても説明しています。気は空気と同じで目に見えませんが、東洋医学ではとても重要な存在です。腎臓とも深く関係し、気が滞ると腎臓が悪くなり、腎臓が悪くなれば気が停滞しますが、一般的にあまり知られていません。気の巡りがいいとストレスも発散しやすく、腎臓にもいいので、スープを活用したり、セルフケアで気を巡らせましょう。

私は面倒くさがりなので難しいことはしたくありません。ただ研究するのは好きなので、その結果をセルフケアでは簡単に誰でもできる形で紹介していま す。不調を感じたときにお役立てください。今、この本を手にしてくれたあなたが、もしも、一人で悩んで苦しんでいるなら、微力ながらも伝えたいです。

「大丈夫、腎臓のためにできることがたくさんあるよ。

今より必ず元気になろうね！」

しんどいときに助かる食事、それは

「**腎臓毒出しスープ**」。

東洋医学で腎臓は**生命そのもの**といわれています。

腎臓の仕事は血液に含まれる老廃物を**ろ過**したり、
余分な水分の**排出**を促すこと。
そして、必要なものは吸収し、
イオンバランスや**血圧**を**調整**して
体が**正常に機能**するように調整してくれています。

腎臓が悪い人はもちろん、毎日なんだか不調で急に老けた？
という人は腎臓が疲れているのかもしれません。

逆に**腎臓を労り、元気にできたら？**

毒素をスルスルと排出し、ほかの臓器もスムーズに動きます。
元気に活動できるだけでなく、
肌や髪にも**ツヤや潤い**が出るでしょう。
自律神経も整い、**免疫力**もついて
感染にも強くなれるかもしれません。

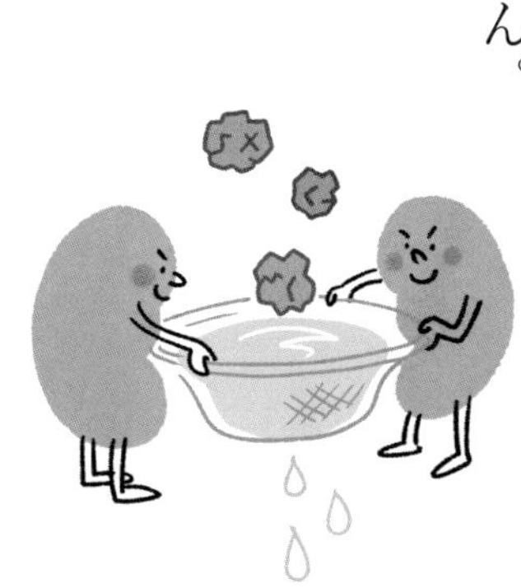

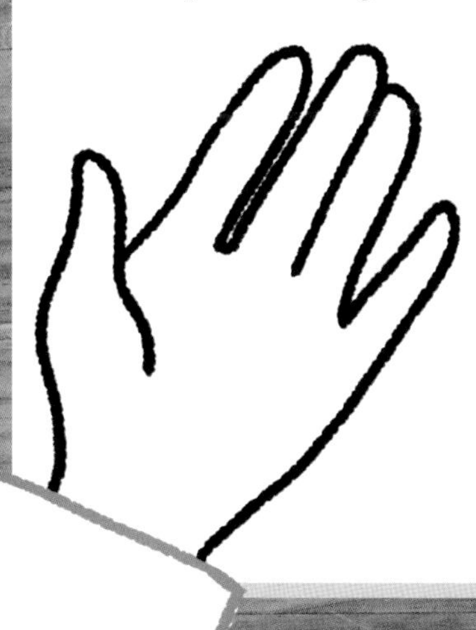

では、どうやって腎臓を元気にするのでしょう。

腎臓に負担をかけずに必要な栄養を摂ること。

それもサプリなどではなく、**食事からしっかりと。**

食べたら効果を実感できる

「腎臓毒出しスープ」は

東洋医学の組み合わせで選んだ食材を、

切って、炒めて、煮込むだけ。

忙しい日もできて、野菜もたくさんとれるし、

食べやすくて、おいしい！

この本では、そんなスープをご紹介します。

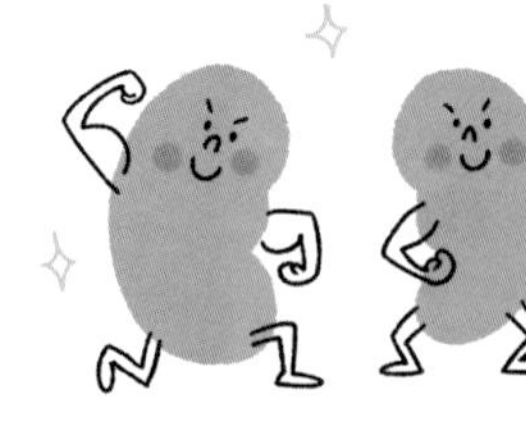

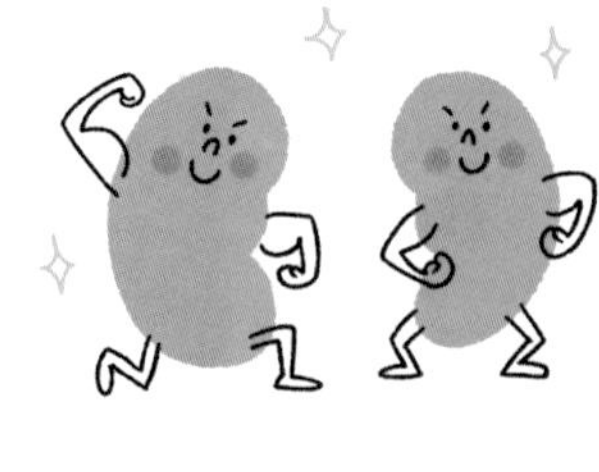

スープのいいところ

面倒くさくない！

腎臓が疲れていると、長い時間家事をするのはつらいものです。でもスープなら簡単な上に、ひと皿で一食分の栄養を賄えるので、献立を考え、ほかにおかずを作る必要もありません（むしろトゥーマッチ）。私みたいに面倒くさがりの人にはぴったりです。

栄養を逃がさず丸ごと食べられる

水溶性のビタミン類などは煮込むと水に溶け出してしまいますが、汁ごと味わうので栄養を取りこぼしません。野菜のゆでこぼしは極力せず、肉を使うとき以外は、アクもあまり除きすぎないようにしています。

簡単！でおいしい！

この本で紹介するレシピは、基本的に材料を鍋で炒めて水分を注ぎ、煮るだけ。炒めるのが面倒なら切って煮込むだけでもOK。火加減などもふきこぼれなければ大丈夫。料理が苦手な人でも作れて、素材の味を引き出すからほぼ間違いなくおいしくなります。

栄養の吸収率はサラダより上！

スープは具材を加熱するので野菜の細胞膜が壊れ、有効成分が出てきます。サラダではそれができないどころか、体を冷やします。煮ると野菜が沢山とれて、食材が持つ効能を最大限に生かせるのです。

Contents

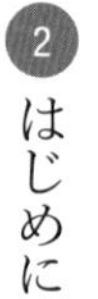
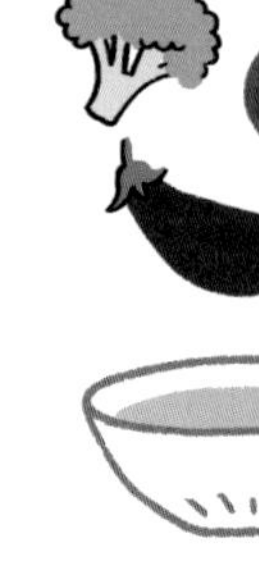
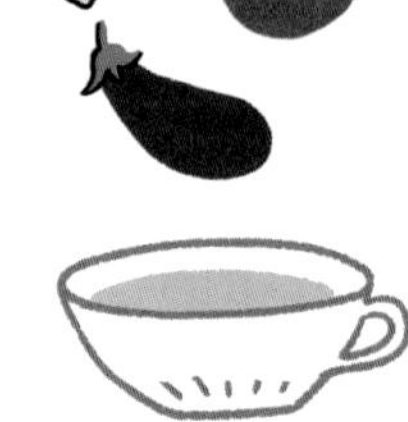
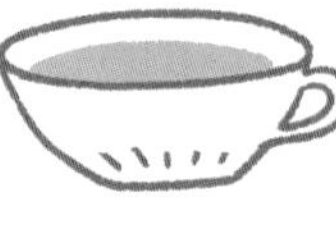

Part 3 心と睡眠に効くスープ

Part 4 美容とダイエットのためのスープ

Part 5 お悩み解決スープ

Part 6 腎×気を補うセルフケア

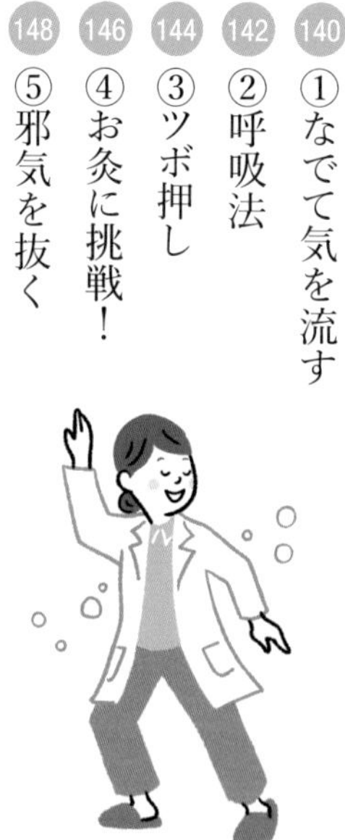

本書のきまり

□ 大さじは15㎖、小さじは5㎖です。

□ 調味料は、基本的に以下を使っています。

- **塩**……天日塩
- **醤油**……薄口醤油
- **味噌**……天然醸造味噌
- **みりん**……本醸造みりん

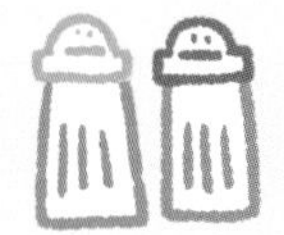

□ 火加減は記述がない場合は中火です。

□ スープを煮込む際に、アクが多く出たら除いてください。

□ 野菜を洗う、皮をむく、種を除くというような基本的な下処理は省略している場合があります。皮はできるだけむかずに食べてほしいですが、農薬、汚れなどが気になる場合は、たわしでよく洗ってください。

□ 天日塩や味噌は天然の味なので味の濃さに差があります。好みで加減してみてください。

□ おろしにんにく、おろししょうがは生の野菜をおろしたものを使用してください。

□「昆布だし」は1ℓの水に5㎝角の昆布を2枚ほど入れ、3時間からひと晩おいたものを使います。

※本書のメソッドは著者独自のものであり、効果・効用には個人差があります。

※事故やトラブルに関して本書は責任を負いかねますので、あくまでも自己責任においてご活用ください。

※本書のメソッドを行うことに心配や不安がある場合は、専門家や専門医にご相談のうえお試しください。

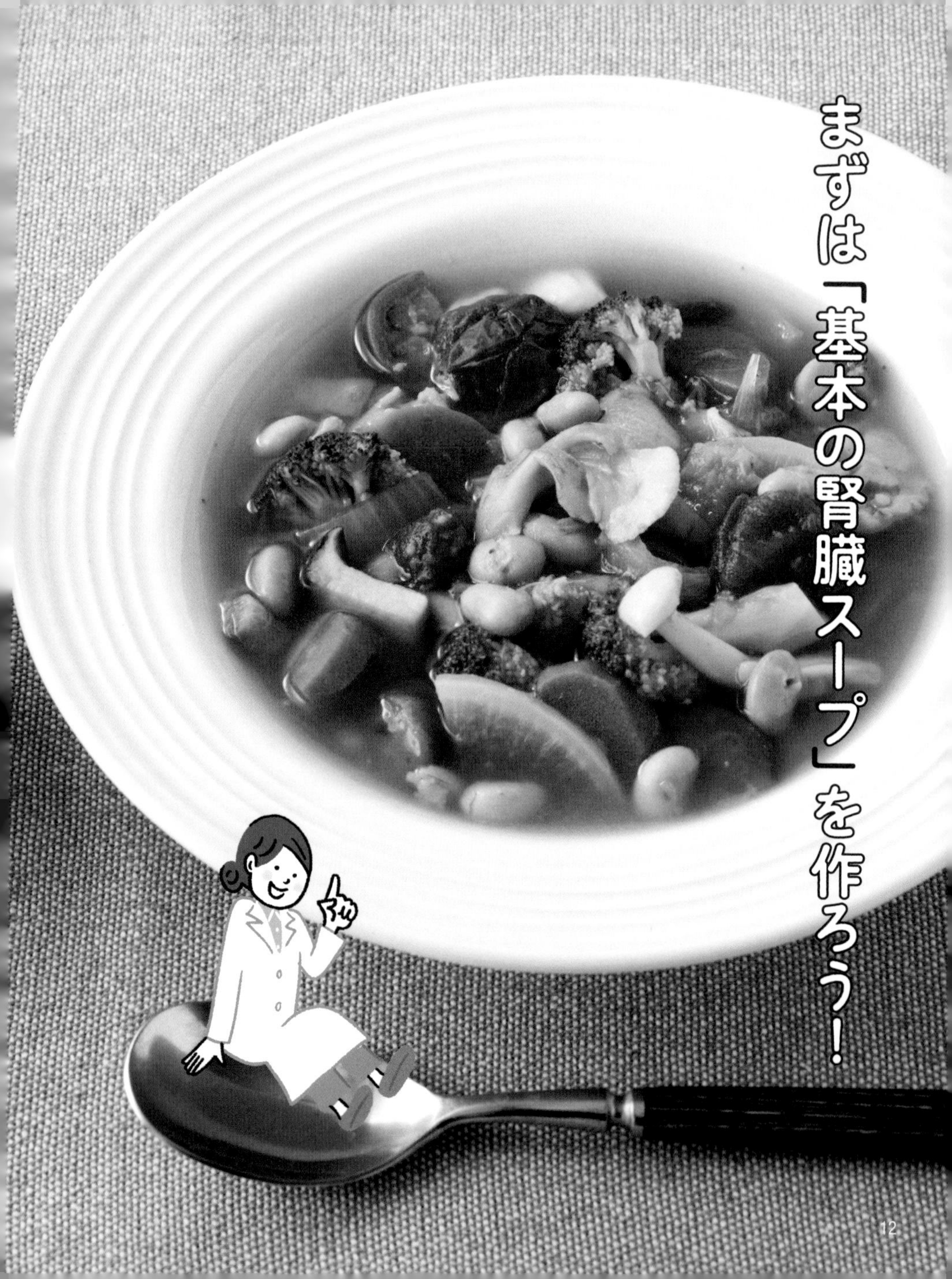
まずは「基本の腎臓スープ」を作ろう！

基本の腎臓スープ

週に1度から
はじめてみよう！

材料（2人前）

にんじん…½本　いちょう切り
大根…½片　いちょう切り
ブロッコリー…½株　小房に分け、茎は小さめに切る
玉ねぎ…½個　2㎝角に切る
かぼちゃ…150g　1.5㎝角に切る
プチトマト…6個
なす…1本　半月切り
蒸し大豆…½パック（50g）
きのこ類…80g　ほぐす
水…400㎖
天日塩…小さじ1

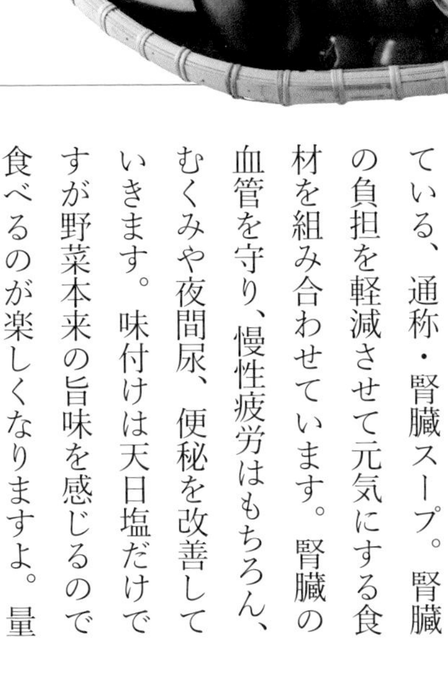

私が腎臓のために長年作り続けている、通称・腎臓スープ。腎臓の負担を軽減させて元気にする食材を組み合わせています。腎臓の血管を守り、慢性疲労はもちろん、むくみや夜間尿、便秘を改善していきます。味付けは天日塩だけですが野菜本来の旨味を感じるので食べるのが楽しくなりますよ。量を食べ過ぎなければ怖がらなくて大丈夫です。なお、食べ過ぎは腎臓に負担をかけるので、スープの日におかずは作りません。ごはんとスープで腹八分目、でお願いします。まずは週に1度取り入れて、体の変化を感じましょう！

HOW TO

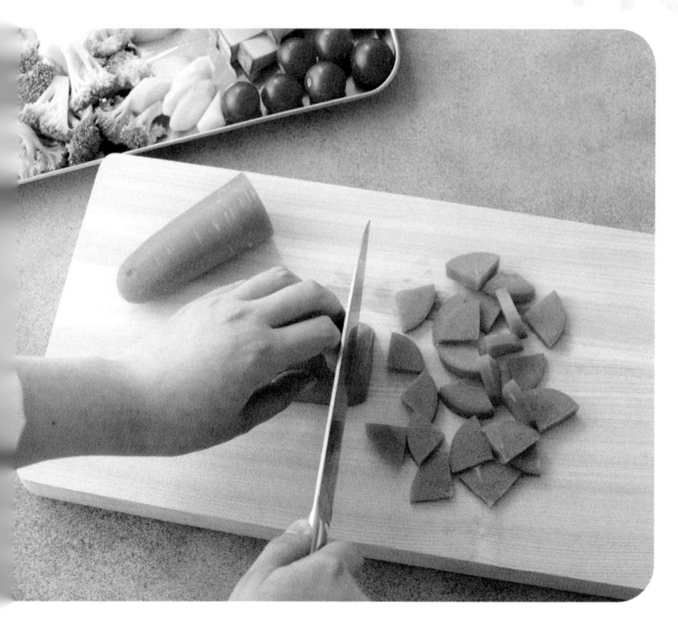

1 切る！

ポイントは皮。栄養価が高く、味もおいしいので**できるだけ残しましょう。**水で流しながらたわしでゴシゴシ洗います。あとは食感が残るようにしたり、とろけるほど小さくしたりお好みで。

2 炒める！

緑黄色野菜に多い**βカロテン**などは、油と一緒に摂ることで**吸収率が上がります。**炒めることでコクが出ますが、炒めない場合は、**オリーブオイル**を煮込むときや仕上げに必ず入れます。

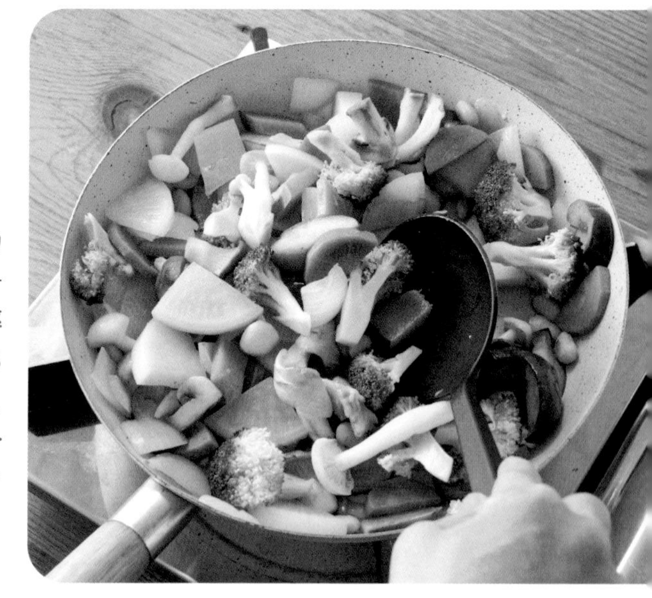

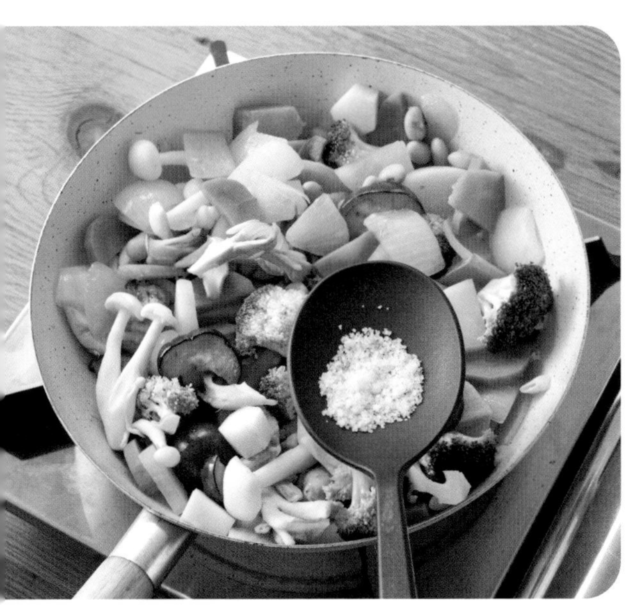

3 天日塩を加える！

味付けには、海水を太陽と風で自然乾燥させた「天日塩」を使います。塩化ナトリウムのみに精製された「食塩」はNGなので気をつけて。

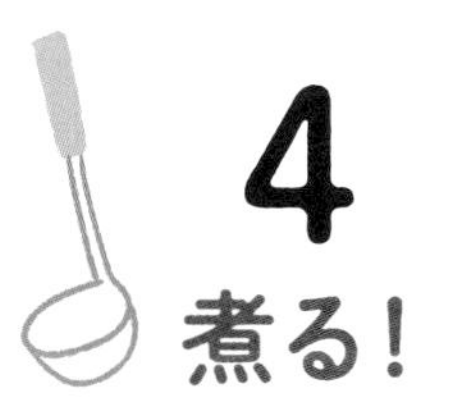

4 煮る！

水を注いで、約20分、蓋をしてくたっとするまで煮ます。**野菜の細胞壁が壊れることで栄養を吸収しやすくなる**から、食べた翌日に効果を実感する人が続出！

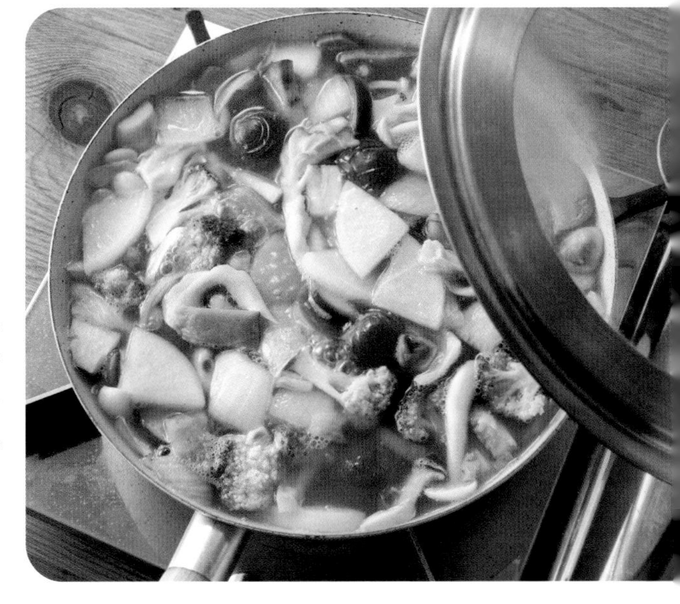

翌日は基本の腎臓スープをアレンジ

基本の腎臓スープは多めに作って翌日にも食べます。スープの日は次の日の献立を考えなくていいので楽！　例えば朝はポタージュ、お昼は残りごはんでリゾットにしたり、夕飯はカレーにします。家族が飽きないように違う野菜を追加することもあります。ただし、毎日毎食同じスープだと栄養が偏るのと、カリウム過多につながる恐れもあるため、連日は2日まで。毎日の場合は3食のうち1、2食をスープに。また、太りたい人は食間にポタージュを追加してこまめに栄養補給がおすすめ。

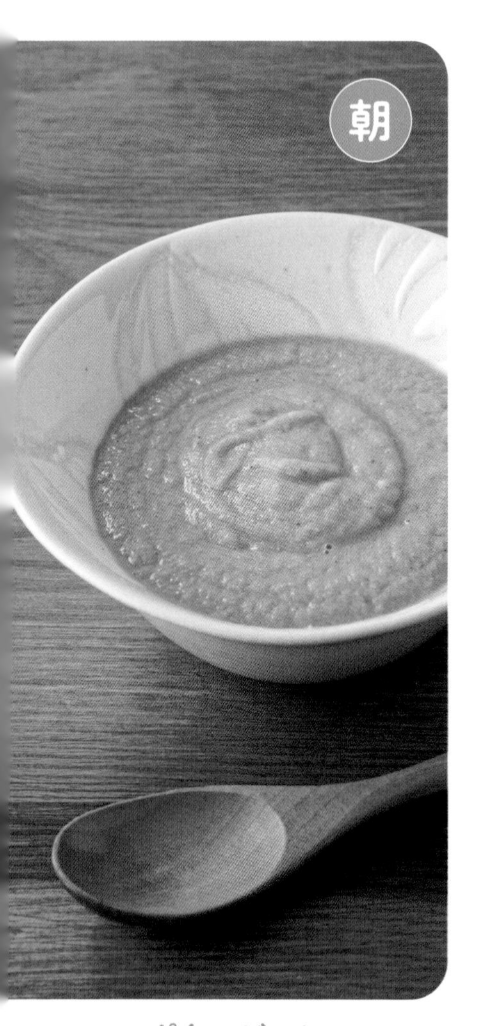

ポタージュに

滑らかになるまでミキサーにかけます。固ければ水や豆乳を加えて。牛乳はNGです。

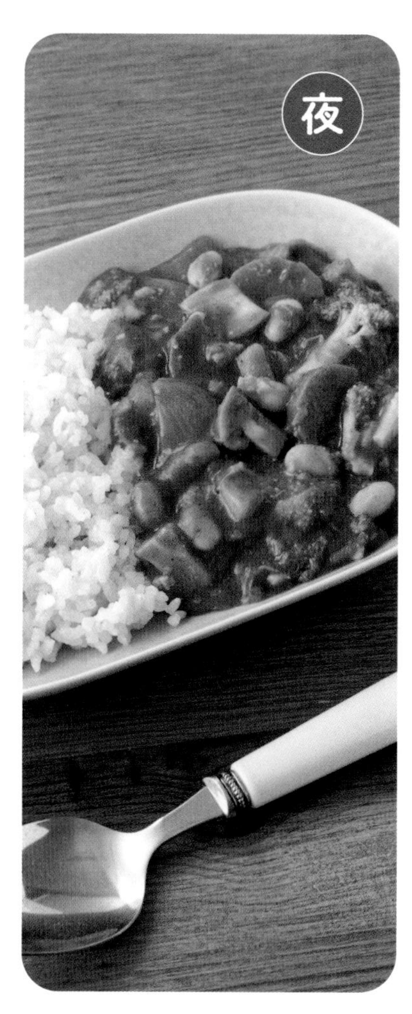

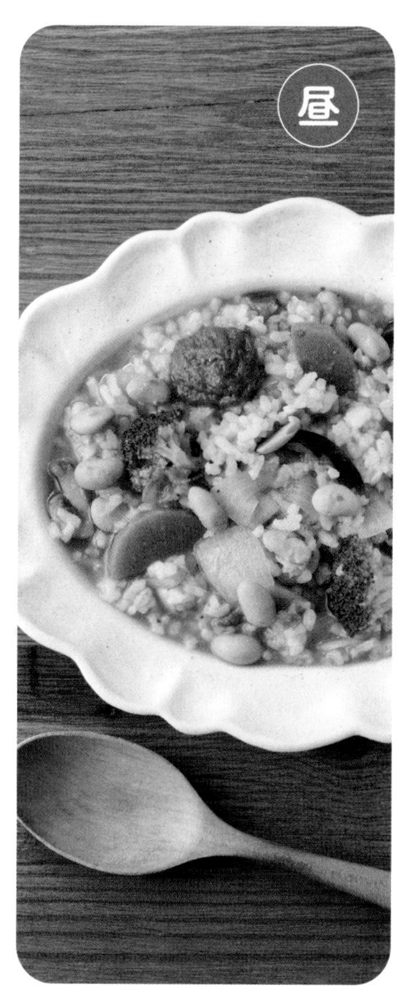

カレーライスに

カレールーや、添加物を省くならエスビー食品の赤缶カレー粉を使うのがおすすめ。ごはんに添えて。

リゾットに

ごはんを入れて軽く煮ればできあがり。やはり、チーズなどの乳製品は使わずに仕上げましょう。

基本の腎臓スープを使ってスープデトックスに挑戦！

こんなときにおすすめ！

週に1日のデトックスに

暴飲暴食してしまった翌日に

間食がやめられない

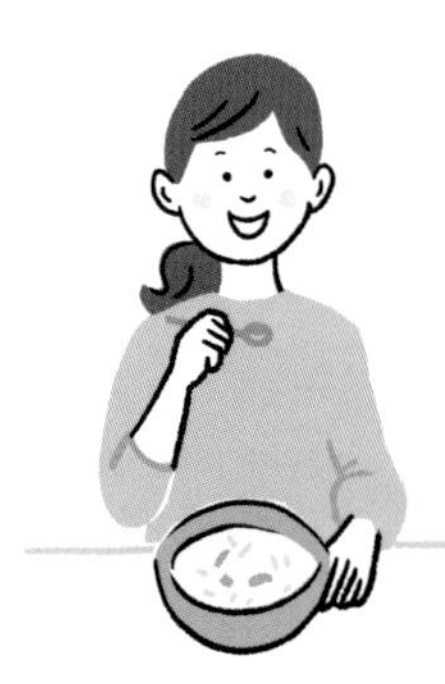

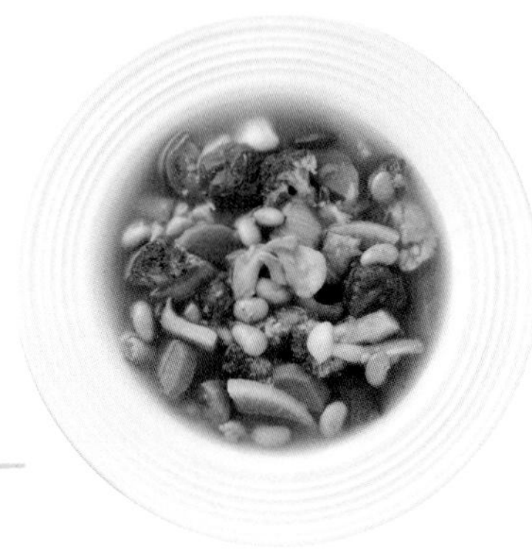

／ 胃腸と腎臓、脳を正常にリセット！ ＼

腎臓のために作られた「基本の腎臓スープ」は栄養のバランスがいいので、毒出しのためにも最低週1で取り入れてほしいのですが、食べ過ぎたときにスープだけの〝デトックスデー〟を設けるのもおすすめです。食べ過ぎでフル稼働させて弱めた胃腸や腎臓を休ませるのはもちろんのこと、惰性で間食をしたり、ファストフードに走ってしまう脳もリセットできます。特に生活習慣病で悩んでいる人や、お腹ぽっこりの対策にも！　食べ過ぎで腎臓を悪くしている人も少なくないので食事の見直しにもいい機会になります。

スープデトックスのやり方

やり方は２種類。体の状態によってどちらにするかを判断してください。
ただしやりすぎはNG！　連日はせず、1日だけにしましょう。

基本のポイント

- どちらもスープ以外には約1.5ℓの水を飲む（体重1kgにつき35mℓが目安）。ただし透析などで飲水量の制限がある人は除く。
- お腹が空き過ぎたら、間食に少量のスープを食べてもOK。

タイプ A

しっかり食べて気軽にデトックス

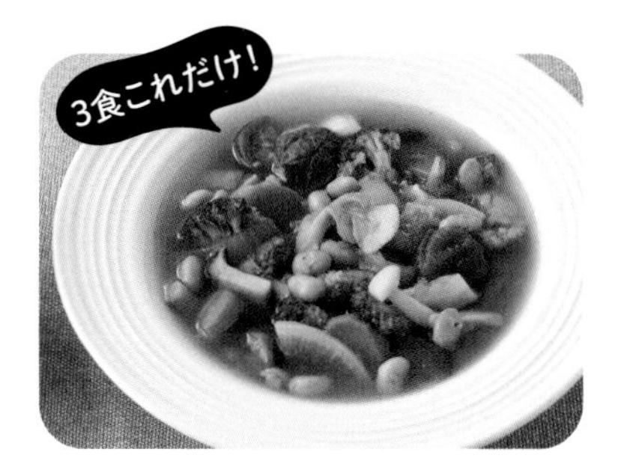

方法

「基本の腎臓スープ」だけを朝・昼・晩に食べ、１日過ごす。お腹が空き過ぎるようなら少量のごはんを一緒に食べてOK。

タイプ B

食べ過ぎて疲れた内臓を労る

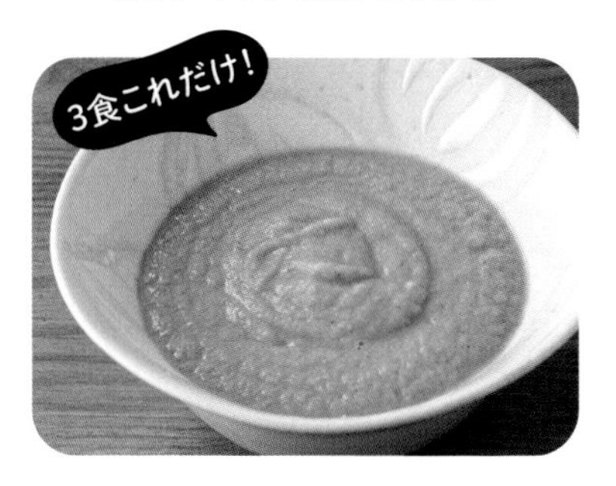

方法

冷ました「基本の腎臓スープ」をミキサー にかけてドロッとしたポタージュにし、朝・昼・晩の３食に食べる。意識して噛みながら食べると腹持ちがいいので、さらっとさせすぎないのがポイント。

旬の野菜を取り入れる

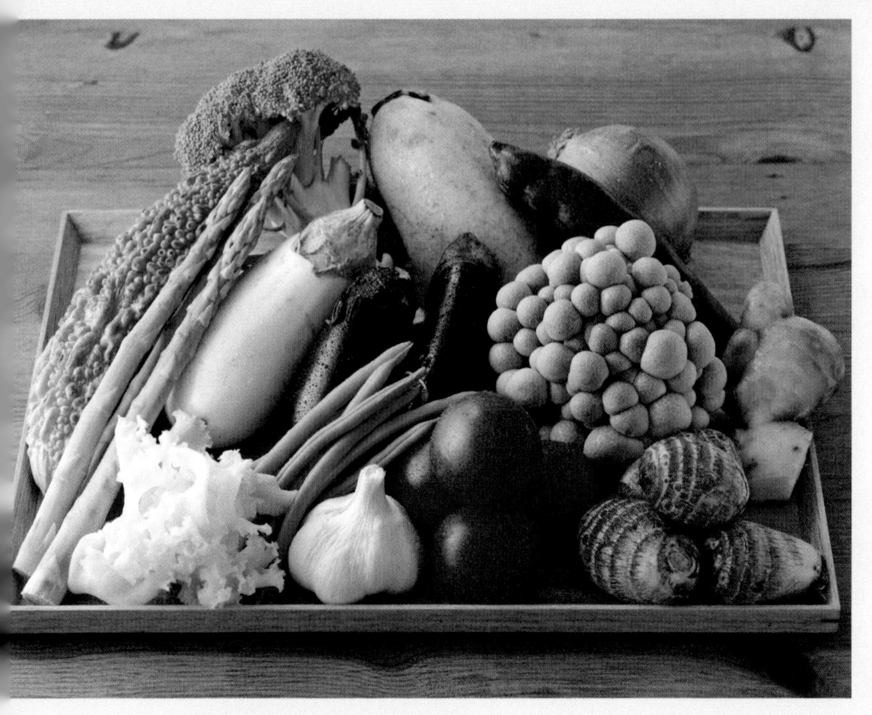

旬を迎える野菜は栄養がピークで味わいも違うほど。食事に取り入れると、季節の変わり目に強くなり、体調や自律神経の乱れを防ぎます。レシピで使う野菜は東洋医学、栄養学、最新の研究データをもとに腎臓の負担を軽減し、機能を高める食材を選んでいます。サプリやお茶などで腎臓にいいといわれる物ばかりに偏るのではなく、旬を生活に取り入れて健康を取り戻します。腎臓のためには、負担をかけずに血をきれいにし、老廃物を排出できる体にすること。制限や偏りに神経を使うのではなく、〝旬〟に意識を向けて。

大事なこと２

塩と調味料

この本で重要なのが塩選び。必ず海水を太陽と風によって結晶化させた「天日塩」を使ってください。生命は海の中から生まれたといわれており、実際、私たちの体内の多くは水分。イオンバランスは海水に似ています。なので、海水と同じミネラルを含む天日塩と水を摂ることで不足しがちなミネラルを補え、本来の状態に整います。もし天日塩が手に入らなければ、原料が海水のみで、窯炊きで作った塩ならスーパーにあるはずです。

また、そのほかの調味料も材料がシンプルで、発酵に時間をかけている（つまり自然な形で熟成している）調味料を使いましょう。毎日使う物なので少しいいものを選ぶと体が変わってくるのがわかりますよ！

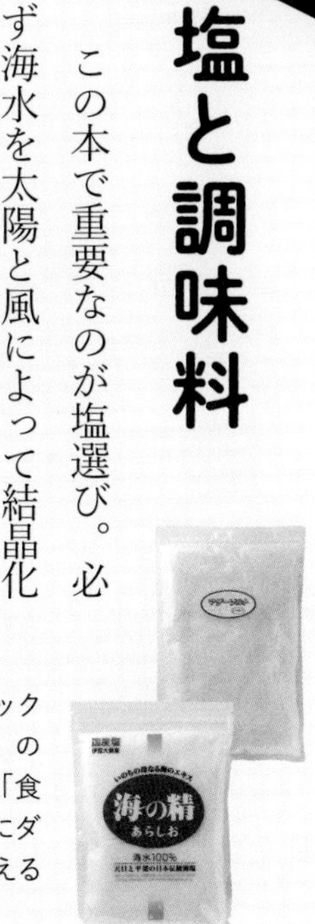

原料をチェックして「海水」のみのものを。「食塩」は腎臓にダメージを与えるのでNG。

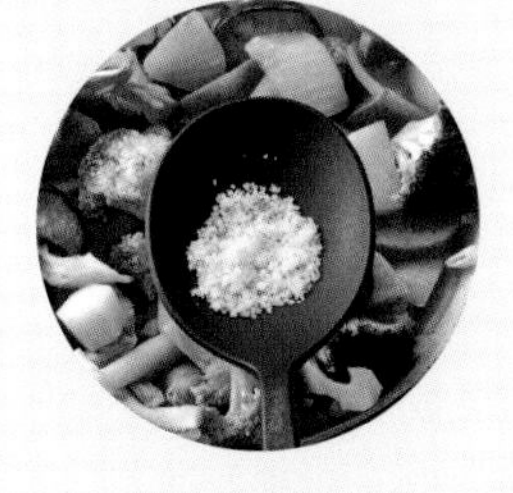

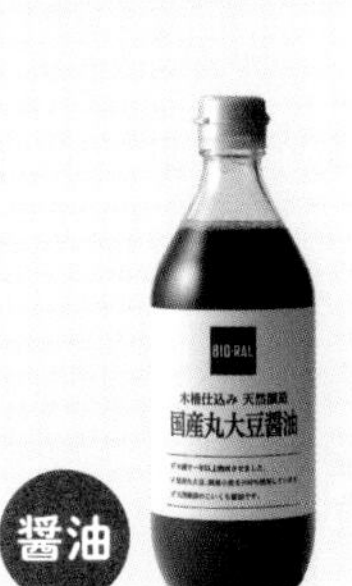

味噌

しっかりした造り方のものならなんでも。白味噌や豆味噌を使うこともあります。

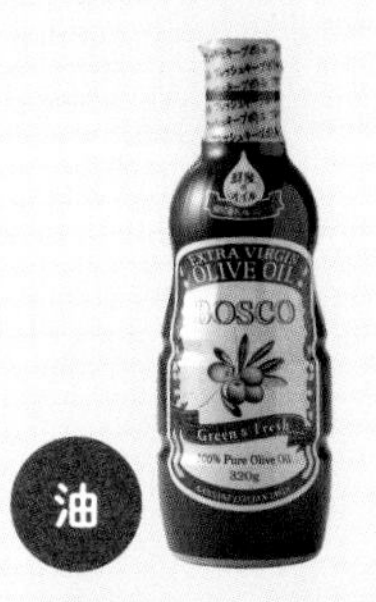

醤油

醤油は大豆と麹のほかに、化学調味料や保存料が入っているものが多いので確認を。

油

酸化しにくい油ならほかでもOKですが、味と使い勝手のよさでやはりオリーブオイルが◎。

自分の体質を知ろう！

気
生命活動に欠かせないエネルギー。気が不足すると疲れやすく、体内の巡りが滞る。
邪気とは…
体に侵入すると病気や疲労、気分の落ち込みを引き起こす。
血
全身に栄養を運搬し、精神活動を充実させる。滞ることで肩こり、乾燥肌などの原因に。
水
体内の血液以外の水分のこと。内臓や肌、関節などに潤いを与え、余分な熱を排出する。

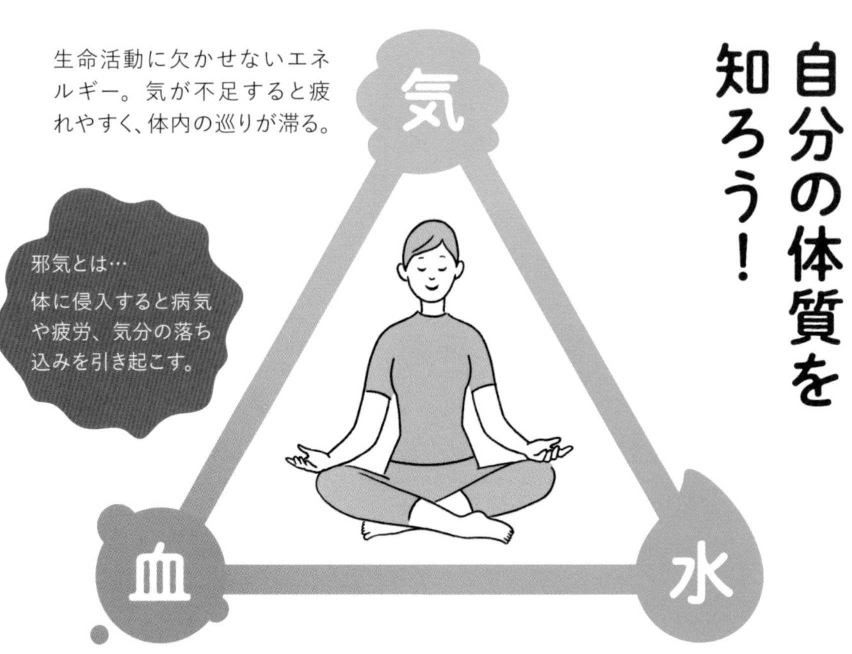

この本に登場するスープは東洋医学の考え方をベースに食材を組み合わせ、作っています。どのスープを飲んでもいいのですが、基本的な考え方や自分の体質や体調、食材を選んだ理由を知っておくと、より効果的に活用できます。

私たちの体の中で重要な働きを担っているのが「気」「血」「水（津液（しんえき））」の3つ。それぞれに役割があり、体内にバランスよく存在するのが理想です。多ければいいというものではなく、どれかが突出して多かったり少なかったりしないようにしたいものです。また、これらが体の中で〝巡ってい

体の状態をチェックしよう！

	不足	停滞
気	□疲れやすい □風邪をひきやすい □声が小さい	□イライラしやすい □お腹が張る、おならが出る □頭痛やほてり
血	□顔色が白い、情緒不安定 □疲れ目、不眠、爪の異常 □肌、髪が乾燥	□シミ、くすみ、クマ □頭痛、肩こり、腰痛 □手足の冷え、しびれ
水	□便秘、乾燥肌、肌に赤み □寝汗、喉の渇き、不眠 □手足がほてる、ドライアイ	□むくみ、だるさ、めまい □汗、鼻水、下痢、冷え □皮膚のかゆみ

る〟ことも重要で、巡らせるエネルギーとなるのが「気」です。
「気」は、目に見えないながら重要なエネルギーで、血と水を巡らせています。血と水が充実していても、気が滞れば健康にさまざまな影響が出るので、東洋医学ではとても大切な存在です。
上のチェックリストでは、３つそれぞれのエネルギーが不足していたり、滞っているかどうかのチェックができます。まずは思い当たる項目にチェックを入れてみて、体質や状態を知っておくと、自分の体質にあったスープを選ぶことができますよ！

今回の本では、スープごとに「温」と「冷」のマークをつけました。これは体を温めるスープなのか炎症など余計な熱を冷ますスープなのか、はたまた両方の働きがあるのかを明確にするものです。

東洋医学ではすべてのものには陰と陽がありバランスが重要。腎臓がどちらに傾いているかで、食べるものの選び方も決まります。

下のチェックリストで自分の腎臓の状態を知り、スープを選んでください。もちろん両方にチェックが入る人も多いので、その場合は、そのときどきの体の状態によって判断しましょう。

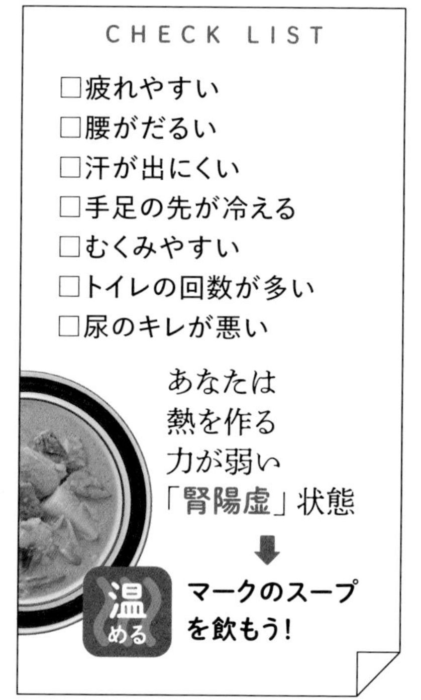

CHECK LIST

- □疲れやすい
- □腰がだるい
- □汗が出にくい
- □手足の先が冷える
- □むくみやすい
- □トイレの回数が多い
- □尿のキレが悪い

あなたは
熱を作る
力が弱い
「腎陽虚」状態

↓

温める マークのスープを飲もう!

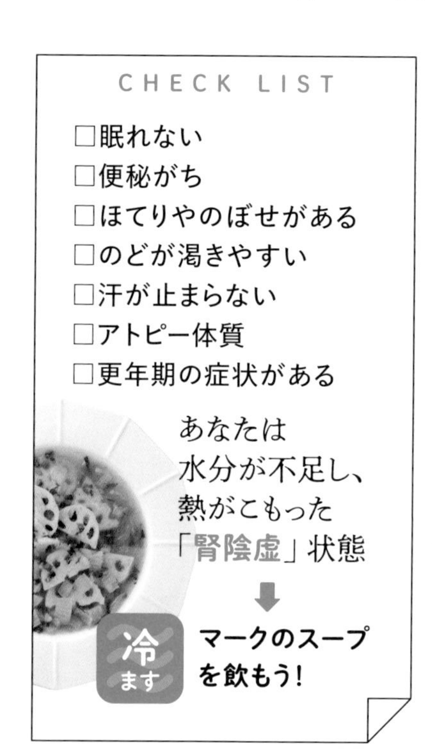

CHECK LIST

- □眠れない
- □便秘がち
- □ほてりやのぼせがある
- □のどが渇きやすい
- □汗が止まらない
- □アトピー体質
- □更年期の症状がある

あなたは
水分が不足し、
熱がこもった
「腎陰虚」状態

↓

冷ます マークのスープを飲もう!

Part 1

毒出しパワースープ

腎臓の最も重要な働きといえば「解毒」です。毒出しパワーの強い野菜をたくさん食べて、腎臓を元気に働かせ、体内にたまった不要なもの、毒素をどんどん排出しましょう。腎臓がすっきりしてきれいになれば、その後もスムーズに解毒できるようになりますよ。

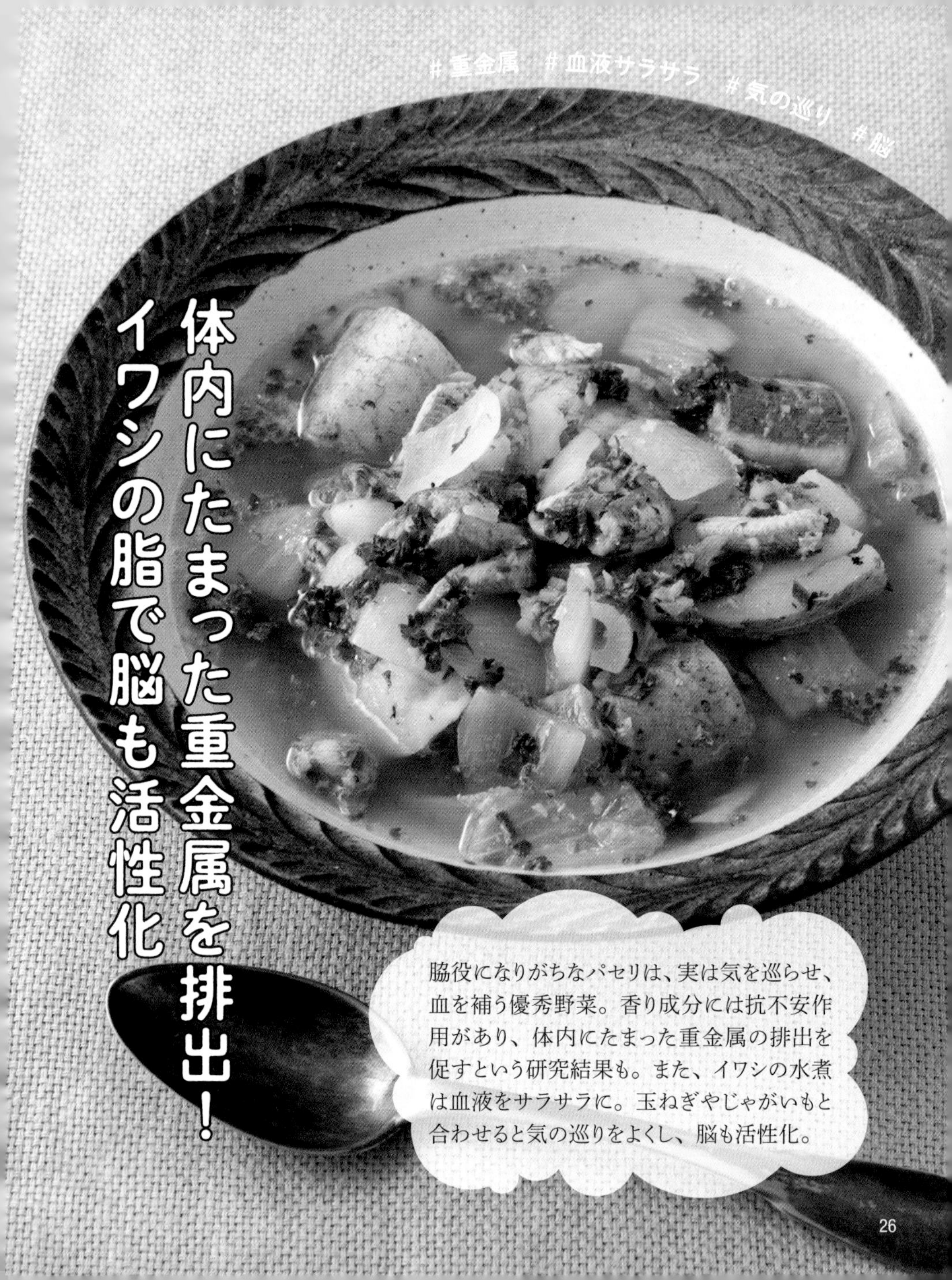

#重金属　#血液サラサラ　#気の巡り　#脳

体内にたまった重金属を排出！イワシの脂で脳も活性化

脇役になりがちなパセリは、実は気を巡らせ、血を補う優秀野菜。香り成分には抗不安作用があり、体内にたまった重金属の排出を促すという研究結果も。また、イワシの水煮は血液をサラサラに。玉ねぎやじゃがいもと合わせると気の巡りをよくし、脳も活性化。

イワシとじゃがいものパセリ風味スープ

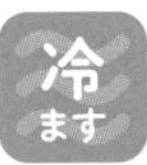

材料（2人前）

オリーブオイル…ひと回し
玉ねぎ…½個　ざく切り
しょうが…½片強　せん切り
にんにく…½片　みじん切り
パセリ…½束　茎を除いてみじん切り
じゃがいも…2個　皮付きのまま芽を取り8等分
天日塩…小さじ⅓
イワシの水煮（缶）…1個（150g）
水…400㎖
酒…大さじ1

1. フライパンに、オリーブオイル、玉ねぎ、しょうが、にんにくを入れて炒める。なじんだらパセリ（仕上げ用を少し分けておく）、じゃがいもを加え、塩をふって炒める。
2. イワシを汁ごと加え、水を入れて沸騰させ、アクが出たら除く。酒を加え、弱めの中火で15分ほど、じゃがいもがやわらかくなるまで煮る。
3. じゃがいも2切れほどをつぶして溶き、とろみをつける。仕上げ用のパセリを加えてさっと混ぜる。

クセになる苦味が解毒力抜群 血糖値やコレステロール対策にも

血糖値
血液サラサラ
中性脂肪
コレステロール

ゴーヤの苦味成分「モモルデシン」は解毒に欠かせません。苦味が苦手ならさっと湯がくか、私はできるだけ薄く切って使います。そして、アジは疲れたときに食べたくなる魚。腎臓によく、ゴーヤとともに解毒効果を高めるほか、気を巡らせ、血糖値を下げる働きも。

小アジと
ゴーヤのスープ

材料（2人前）

ごま油…ひと回し
玉ねぎ…1個　繊維に直角にいちょう切り
ゴーヤ…¼本　薄い半月切り。ワタを残し、種を手で除く
小アジ…1パック　塩をふり、三枚におろして半分に切る
水…400㎖
カット昆布…1枚
プチトマト…10個
味噌…小さじ1
しょうがのすりおろし…小さじ1
醤油…小さじ1
天日塩…小さじ½
大葉…適量　せん切り

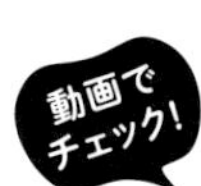

1. フライパンに、ごま油、玉ねぎ、ゴーヤを入れてさっと炒め、アジを入れて焼きつける。
2. 水、昆布、トマトを入れて弱めの中火で10分煮る。
3. 味噌を溶き入れ、しょうがをすりおろして加える。醤油と塩で味をととのえる。器に盛り、大葉を散らす。

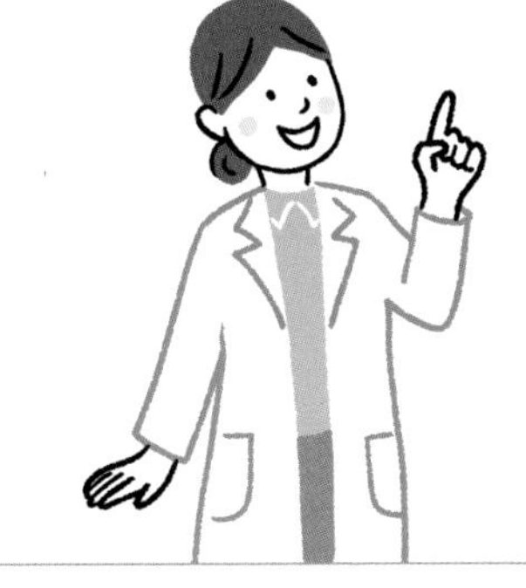

体にたまった熱と湿気を放出！
夏バテダメージを即効解消

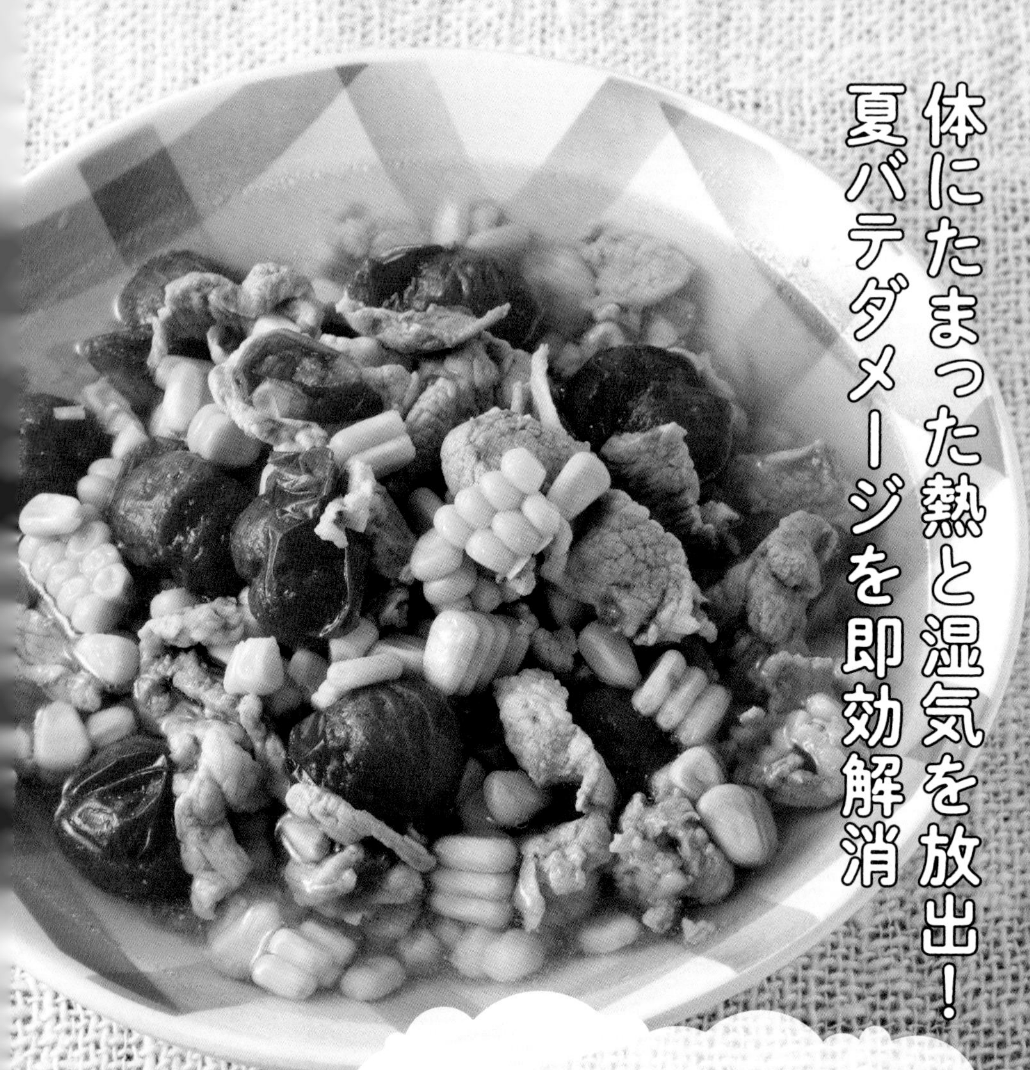

とうもろこしは体内にこもった湿気を排出する力があるので雨の日に体調を崩す人にぴったり。便秘や胃腸が疲れたときにもおすすめです。豚肉は腎臓への毒素ダメージを素早く解消し、夏バテや病後の体力回復に。血を作り、気を補って水の巡りをよくします。

便秘
夏バテ
体力回復
毒素ダメージ

豚肉と とうもろこしのスープ

材料（2人前）

オリーブオイル…ひと回し
豚こま切れ肉…200g 大きければ切る
天日塩…小さじ½
とうもろこし…1本 実をそぎ、ひげは食べやすく切る
しょうが…少々 みじん切り
水…500mℓ
酒…大さじ½
プチトマト…10粒

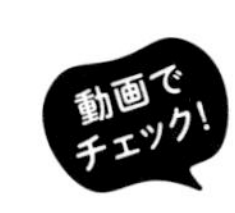

1 フライパンに、オリーブオイルと豚肉を入れて炒め、塩をふる。色が変わったらとうもろこし、しょうがを加えて炒め合わせる。

2 水と酒を加え、とうもろこしの芯、トマトを入れて弱めの中火で8分ほど煮る。

3 味をみて足りなければ塩で味をととのえる。芯を除いて器に盛る。

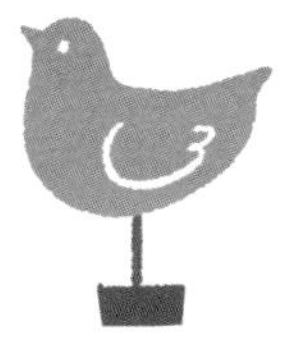

夏のだるさやむくみに劇的に効く！胃を元気にして腸の大掃除

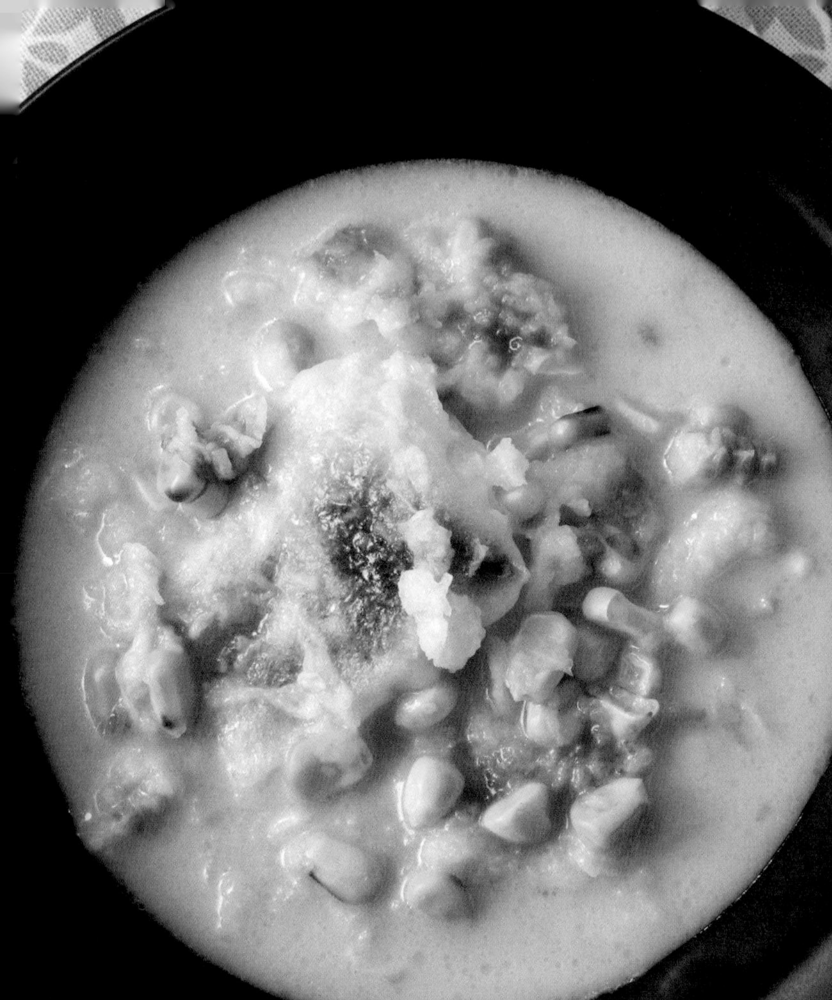

とうもろこしは夏バテ防止のミネラルがたっぷり。さらにお餅を入れることで胃腸を温め、慢性疲労や虚弱体質を回復させます。とうもろこしは不溶性食物繊維が多く腸のお掃除もばっちり。糖質は多めですが、血糖値を下げる効果がある食材ばかりなので安心です。

#むくみ
#夏バテ
#宿便
#コレステロール

とうもろこしのデトックス雑煮

材料（2人前）

オリーブオイル…ひと回し
とうもろこし…1本 半分に切って実をそぎとる
天日塩…小さじ½
こしょう…少々
醤油…適量
水…300mℓ
無調整豆乳…100mℓ
大根おろし…大さじ3
切り餅…100g 食べやすく切りトースターで焼く

1. フライパンに、オリーブオイルをなじませ、とうもろこしを炒める。塩、こしょうをふり、醤油をたらしてさらに炒める。
2. 水を注ぎ、芯も入れて弱めの中火で5分ほど煮る。
3. 芯は取り除き、豆乳を加えて温める。大根おろし、切り餅を入れて2分ほど煮る。仕上げに好みで少し醤油をたらす。

食前に食べれば血糖値を抑え炎症や腫れ物、しこりの緩和に

大根おろしはシミ消し、ウイルス、ガンを抑制するパワフルさ。今回は加熱するのでスープに染み出るビタミンCを丸ごといただきます。春の生わかめは腎臓によく、体にこもった熱や気の停滞をなくします。海藻ならではのアルギン酸は血糖値を下げ、髪がフサフサに。

#しこり　#ガン　#炎症　#増毛　#コレステロール

わかめと
大根おろしのスープ

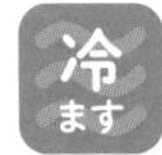

材料（2人前）

ごま油…ひと回し
にんにく、しょうが…各少々 みじん切り
生わかめ…100g ひと口大に切る
酒…大さじ1
水…400㎖
大根おろし…¼本分
天日塩…小さじ½
醤油…大さじ½
みりん…大さじ½

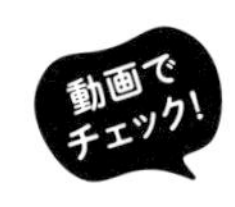

1 フライパンに、ごま油をなじませ、にんにくとしょうがを炒める。香りが立ったらわかめを加え、炒める。

2 酒、水、大根おろしを加え軽く煮る。

3 塩、醤油、みりんを加え軽く煮る。

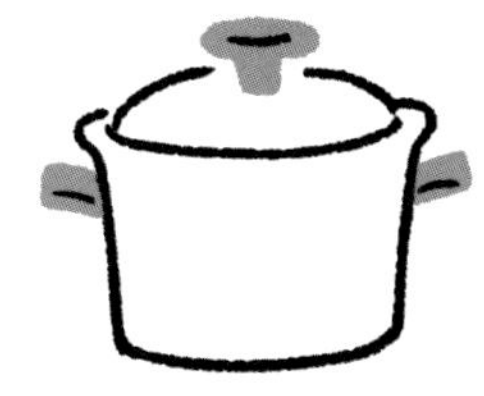

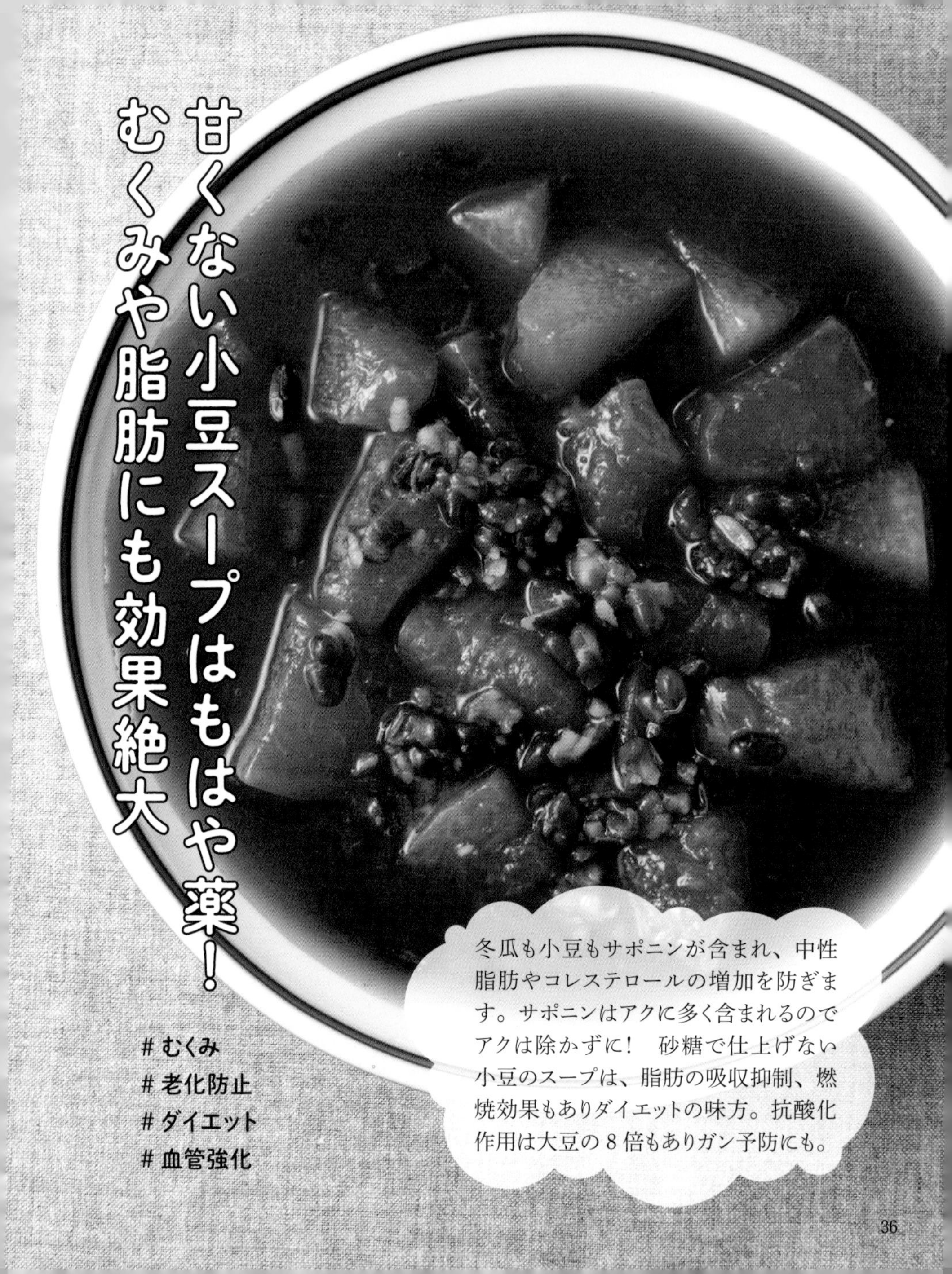

甘くない小豆スープはもはや薬！ むくみや脂肪にも効果絶大

冬瓜も小豆もサポニンが含まれ、中性脂肪やコレステロールの増加を防ぎます。サポニンはアクに多く含まれるのでアクは除かずに！　砂糖で仕上げない小豆のスープは、脂肪の吸収抑制、燃焼効果もありダイエットの味方。抗酸化作用は大豆の８倍もありガン予防にも。

＃むくみ
＃老化防止
＃ダイエット
＃血管強化

小豆と冬瓜のとろとろスープ

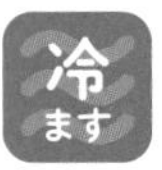

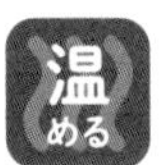

材料（2人前）

乾燥小豆…30g
水…400㎖
オリーブオイル…ひと回し
冬瓜…¼個　皮とワタを除き、ひと口大
天日塩…小さじ½
醤油…大さじ1
酒…大さじ1
みりん…大さじ1
水溶き片栗粉（片栗粉を同量の水で溶く）…大さじ1

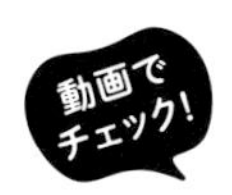

1. 鍋で小豆を黒っぽくなるまで煎り、水を注ぎ、ふたをして30分ほどやわらかくなるまで煮る。アクは除かない。
2. フライパンにオリーブオイルをなじませ、冬瓜を炒める。
3. ❶に❷を入れ、塩、醤油、酒、みりんを加える。冬瓜がやわらかくなるまで5分ほど煮る。水溶き片栗粉でとろみをつける。

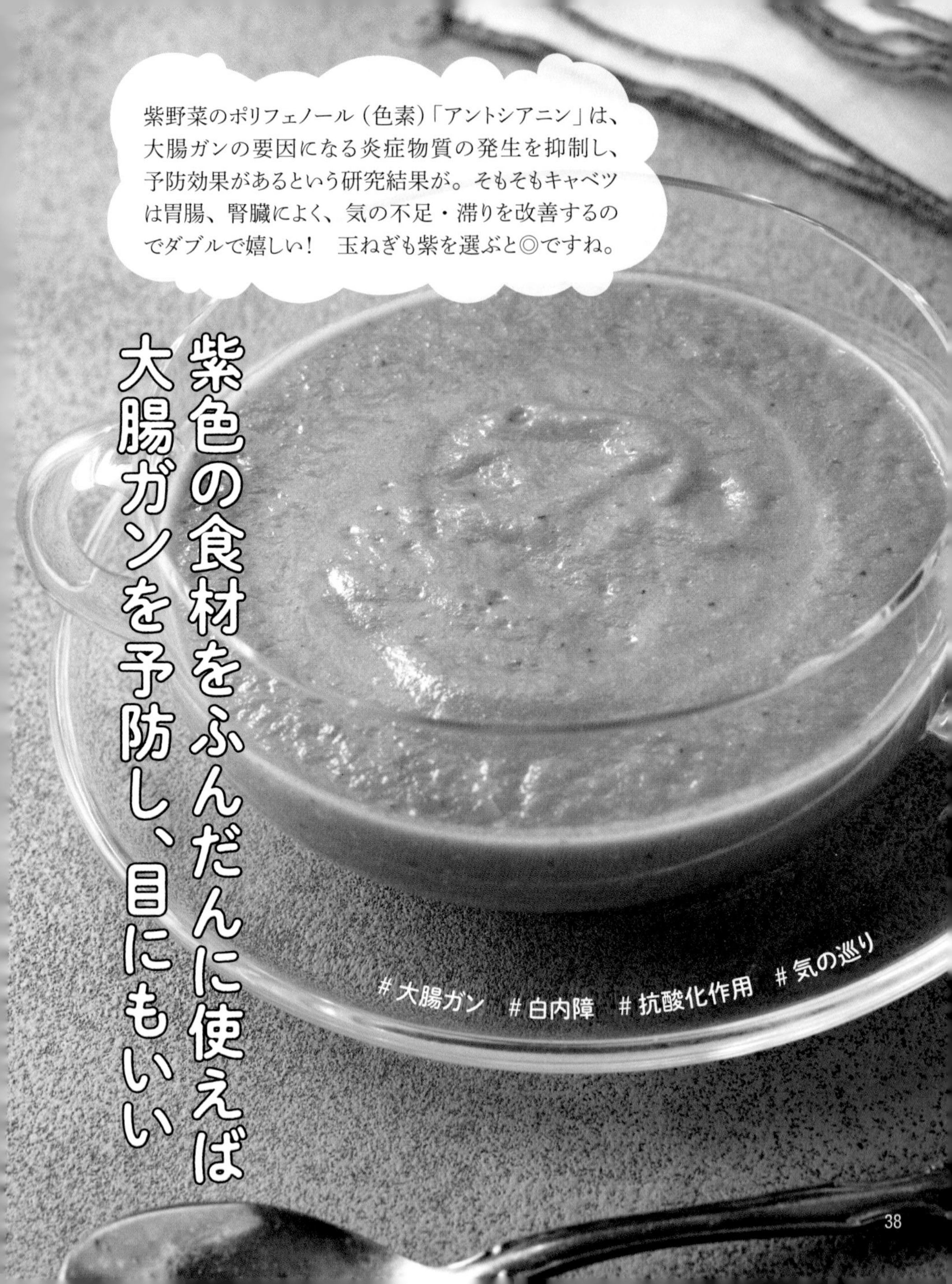

紫色の食材をふんだんに使えば大腸ガンを予防し、目にもいい

紫野菜のポリフェノール（色素）「アントシアニン」は、大腸ガンの要因になる炎症物質の発生を抑制し、予防効果があるという研究結果が。そもそもキャベツは胃腸、腎臓によく、気の不足・滞りを改善するのでダブルで嬉しい！　玉ねぎも紫を選ぶと◎ですね。

#大腸ガン　#白内障　#抗酸化作用　#気の巡り

紫キャベツと さつまいものポタージュ

材料（2人前）

オリーブオイル…ひと回し
玉ねぎ（あれば赤玉ねぎ）…½個　ざく切り
さつまいも…50g　縦半分に切って薄切り
天日塩…小さじ½
紫キャベツ…50g　1cm角
水…150mℓ
無調整豆乳…50mℓ

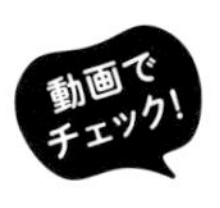

1. フライパンに、オリーブオイル、玉ねぎ、さつまいもを入れて炒める。塩をふり、なじんだらキャベツを加えてさらに炒める。
2. 水を注ぎ、ふたをして10分ほど煮る。
3. 冷めたら、2回に分けてミキサーでなめらかになるまで攪拌する。フライパンに戻し入れ、豆乳を加えて温める。

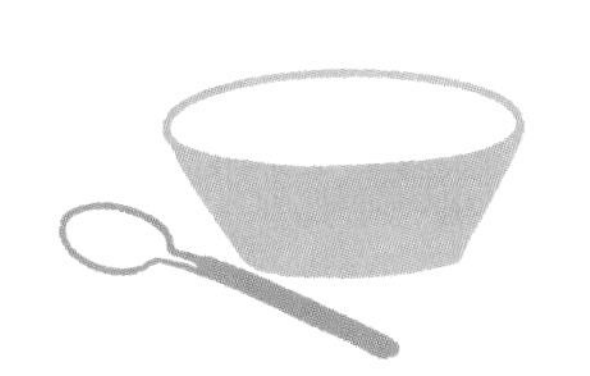

ストレス便秘やアレルギー対策に！
〝おやつ〟にもなるスープ

さつまいもやれんこんは食物繊維がたっぷり。腸を丸ごと大掃除したいときに飲んでほしいスープです。しかもデザートみたいに甘くて満足感もあり、つい食べ過ぎてしまう人の間食にもぴったり。定期的に飲むことで長年の便秘もすっきり解消できますよ！

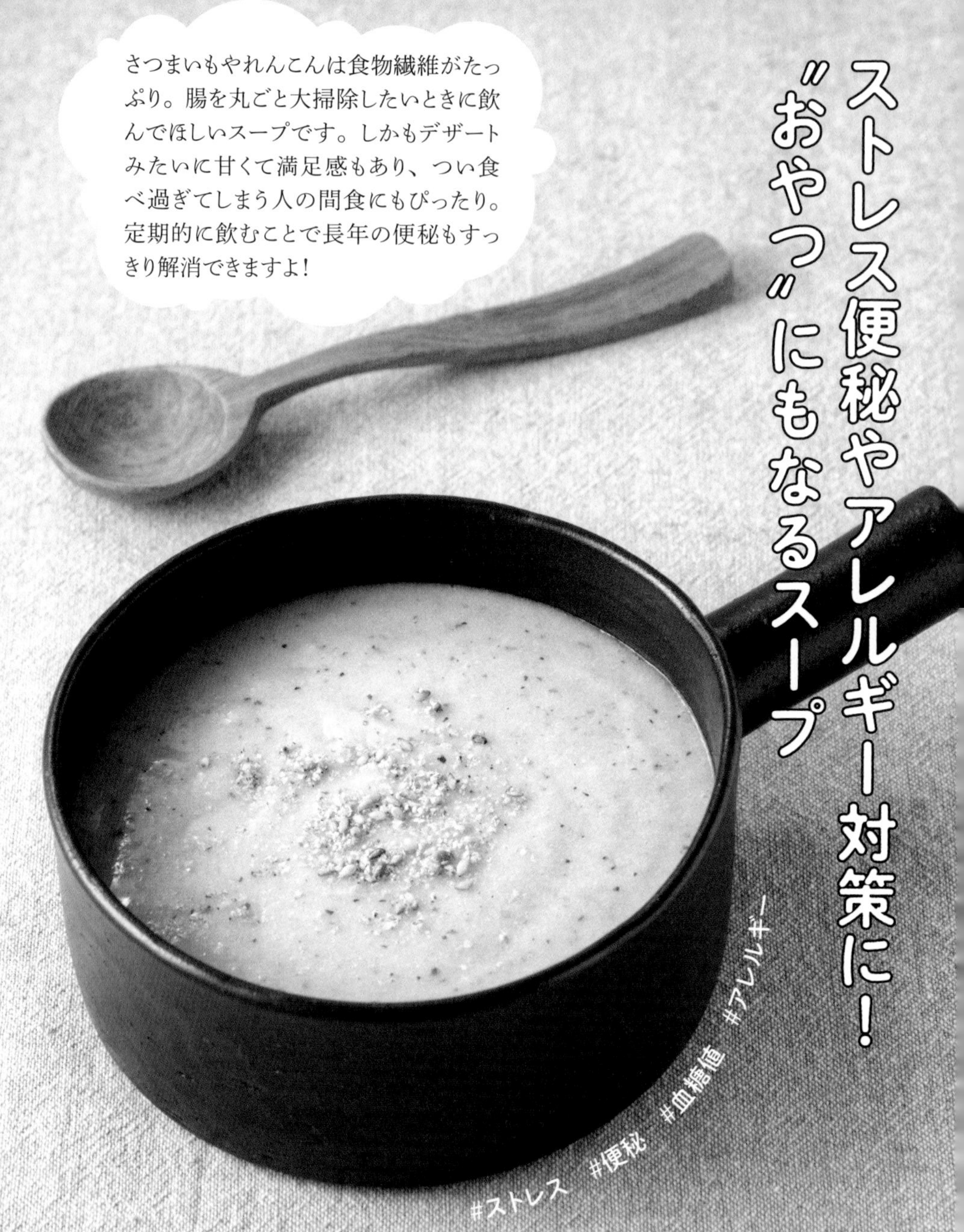

#ストレス　#便秘　#血糖値　#アレルギー

れんこんと さつまいものポタージュ

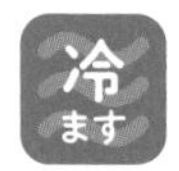

材料（2人前）

しょうが…少量（なくてもOK） 細切り
れんこん…150g 薄切り
さつまいも…150g 薄切り
水…300mℓ
天日塩…小さじ½
無調整豆乳…50mℓ
オリーブオイル…ひと回し
白すりごま…適量

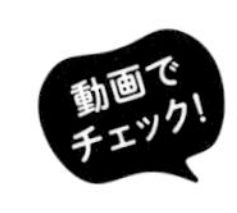

1 フライパンに、しょうが、れんこん、さつまいも、水、塩を入れ、ふたをして15分ほど煮る。

2 やわらかく煮えたら冷まし、2回に分けてミキサーで好みの食感になるまで攪拌する。

3 フライパンに戻し入れ、豆乳を加えて温める。仕上げにオリーブオイルをふり、すりごまを散らす。

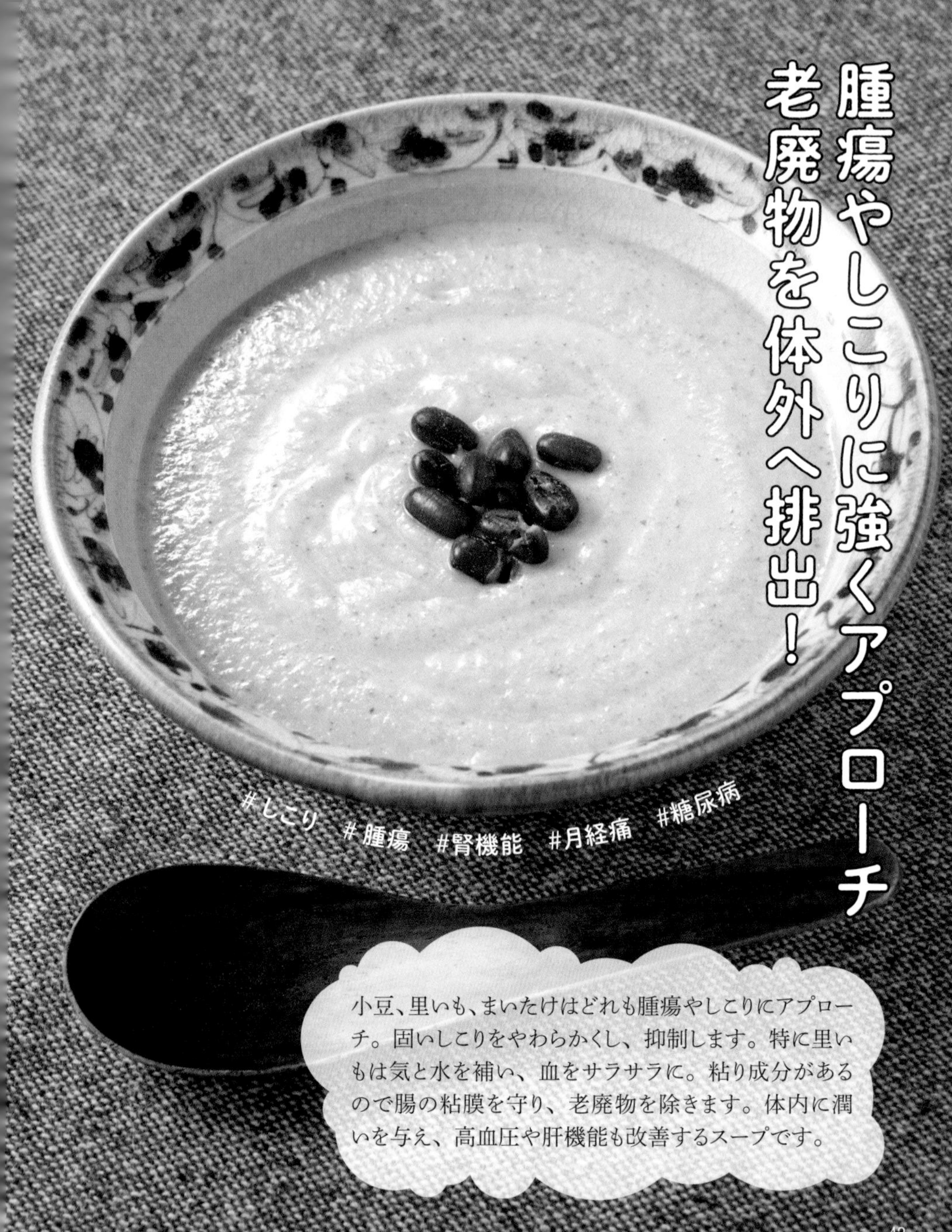

腫瘍やしこりに強くアプローチ 老廃物を体外へ排出！

#しこり　#腫瘍　#腎機能　#月経痛　#糖尿病

小豆、里いも、まいたけはどれも腫瘍やしこりにアプローチ。固いしこりをやわらかくし、抑制します。特に里いもは気と水を補い、血をサラサラに。粘り成分があるので腸の粘膜を守り、老廃物を除きます。体内に潤いを与え、高血圧や肝機能も改善するスープです。

里いもと小豆のポタージュ

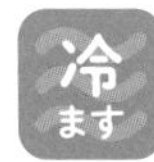

材料（2人前）

オリーブオイル…ひと回し
玉ねぎ…½個 繊維にそって細切り
まいたけ…½パック ほぐしてからざく切り
里いも…3個 ひと口大に切る
蒸し小豆（無糖、レトルト）…50g
昆布だし…200mℓ
水…50mℓ（なくてもOK）
天日塩…小さじ½

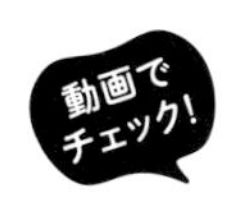

1 フライパンに、オリーブオイル、玉ねぎ、まいたけ、里いも、蒸し小豆を炒める。

2 玉ねぎがしんなりしたら昆布だしを注ぎ、ふたをして6分ほど煮る。

3 冷めたら、2回に分けてミキサーでなめらかになるまで攪拌する（水分が足りなければ少し足す）。

4 フライパンに戻し入れ、薄いほうがよければ水を加え、温め、塩を加える。器に入れ、好みで蒸し小豆を飾る。

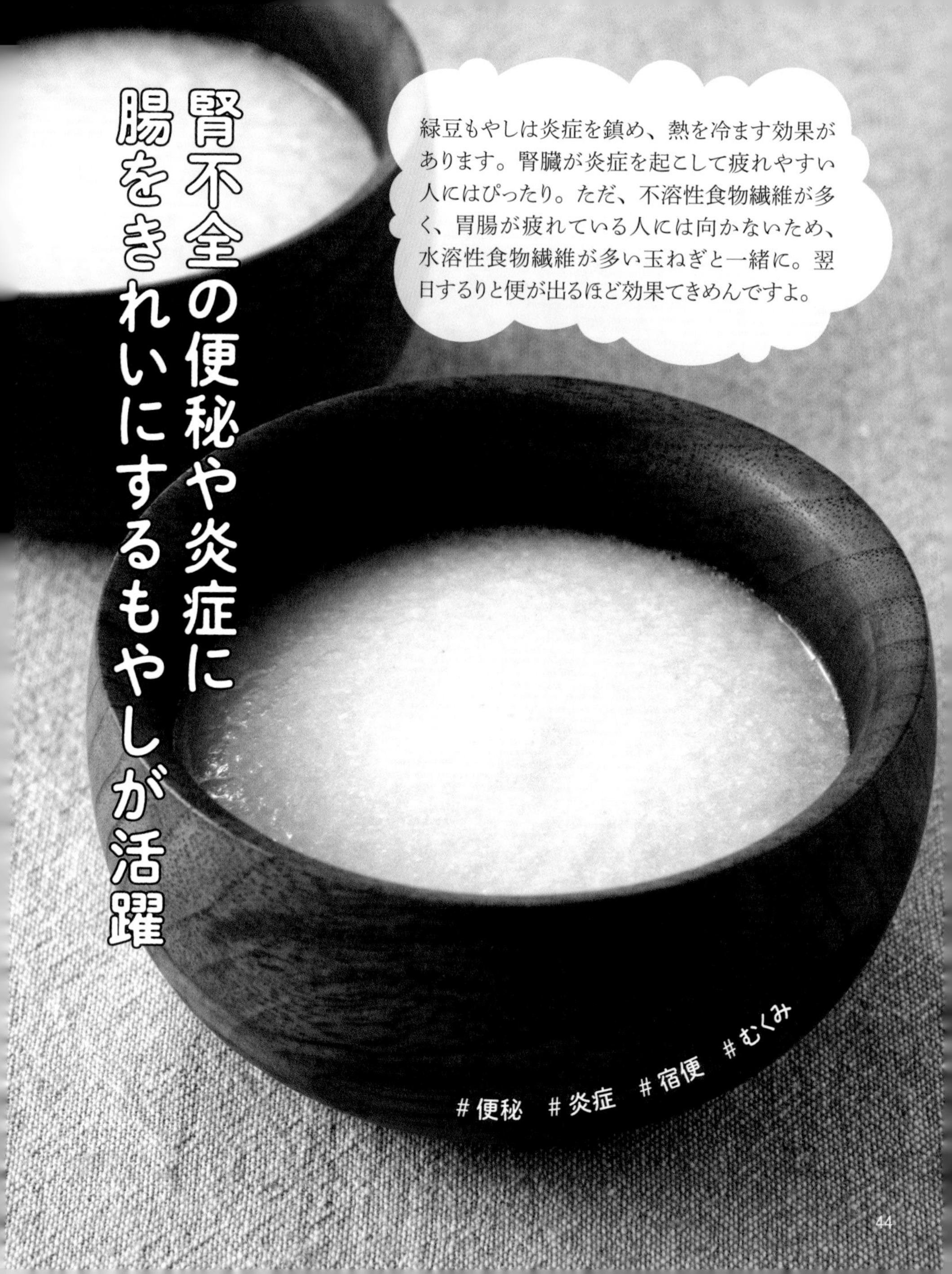

腎不全の便秘や炎症に腸をきれいにするもやしが活躍

緑豆もやしは炎症を鎮め、熱を冷ます効果があります。腎臓が炎症を起こして疲れやすい人にはぴったり。ただ、不溶性食物繊維が多く、胃腸が疲れている人には向かないため、水溶性食物繊維が多い玉ねぎと一緒に。翌日するりと便が出るほど効果てきめんですよ。

#便秘　#炎症　#宿便　#むくみ

もやしのポタージュ

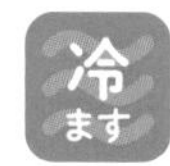

材料（3回分）

オリーブオイル…ひと回し
新玉ねぎ…½個　半分に切り、繊維にそって薄切り
緑豆もやし…1袋　水に放って洗い、長いひげ根は除く
天日塩…小さじ½
水…200㎖
無調整豆乳…100㎖

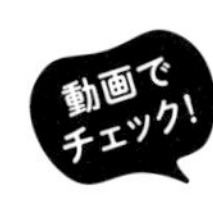

1. フライパンに、オリーブオイル、玉ねぎ、もやし、塩を入れて炒める。
2. 水を注ぎ、ふたをして弱めの中火で10分ほど煮る。
3. 冷めたら、2回に分けてミキサーでなめらかになるまで攪拌する。
4. フライパンに戻し入れて、豆乳を加えて弱火で温める。

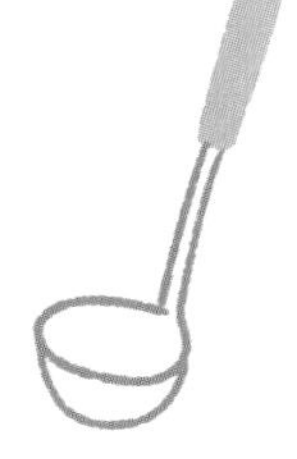

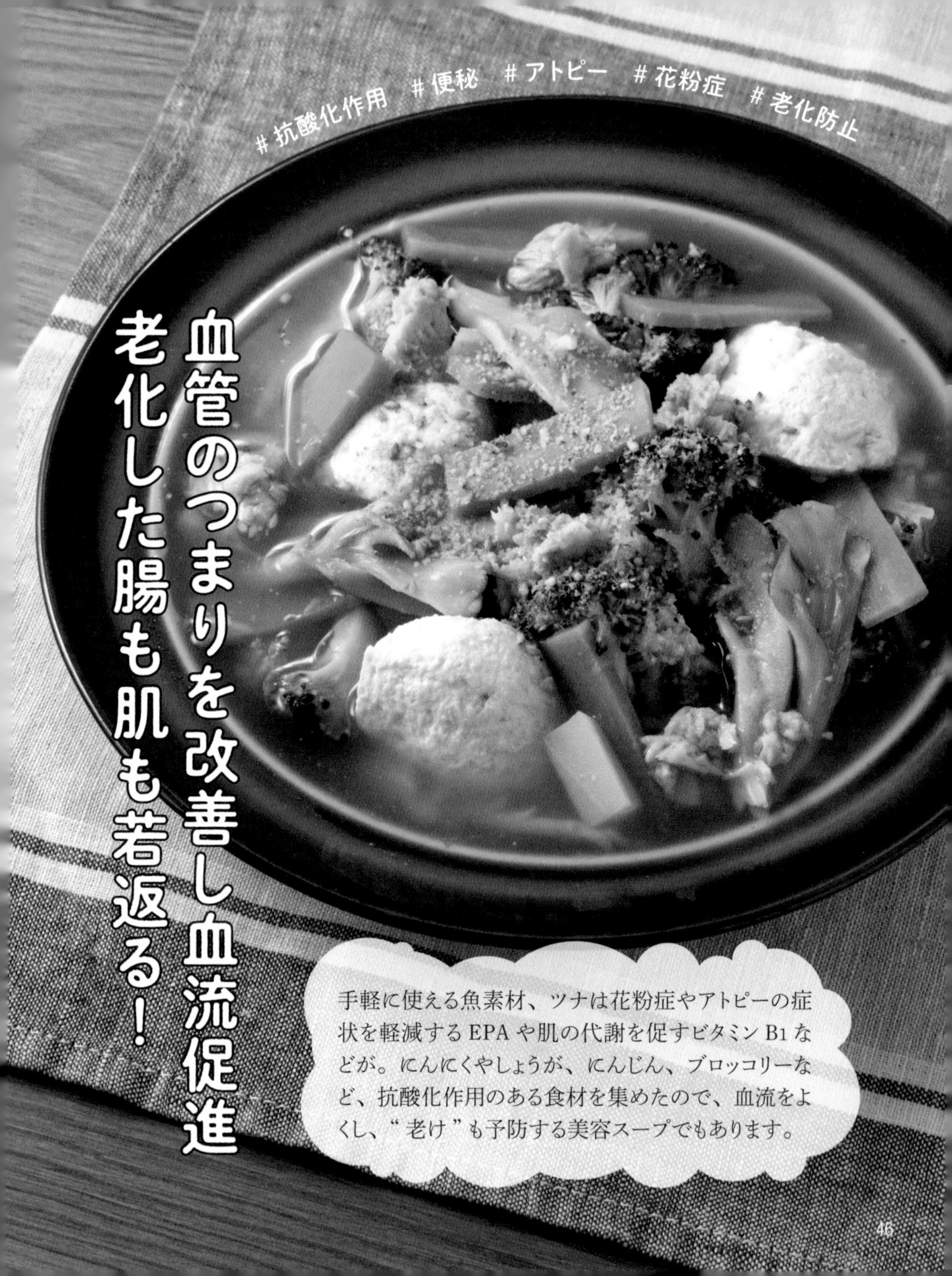

＃抗酸化作用　＃便秘　＃アトピー　＃花粉症　＃老化防止

血管のつまりを改善し血流促進 老化した腸も肌も若返る！

手軽に使える魚素材、ツナは花粉症やアトピーの症状を軽減するEPAや肌の代謝を促すビタミンB1などが。にんにくやしょうが、にんじん、ブロッコリーなど、抗酸化作用のある食材を集めたので、血流をよくし、"老け"も予防する美容スープでもあります。

ツナと豆腐の白ごまスープ

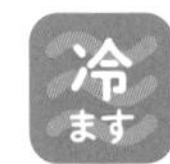

材料（2人前）

オリーブオイル…ひと回し
にんにく、しょうが…各少々　細切り
にんじん…1/3本　短冊切り
まいたけ…1/2パック　ほぐす
水…400mℓ
ブロッコリー…1/2株　小房に分け、茎はみじん切り
ツナ（レトルト、缶詰）…50g
絹豆腐…1/2丁
天日塩…小さじ1/2
ごま油…ひと回し
白すりごま…適量

1. フライパンに、オリーブオイル、にんにく、しょうが、にんじん、まいたけを入れて炒める。
2. 水を注ぎ、ブロッコリー、ツナを加える。豆腐をスプーンでひと口大にすくって入れ、塩を加え、ふたをして弱めの中火で8分ほど煮る。
3. 味をみて薄ければ塩を足し、ごま油をふり入れ、すりごまをふる。

パンパンに張ったお腹がすっきりする腸もみスープ

＃お腹のガス　＃腸内環境　＃便秘　＃気の巡り

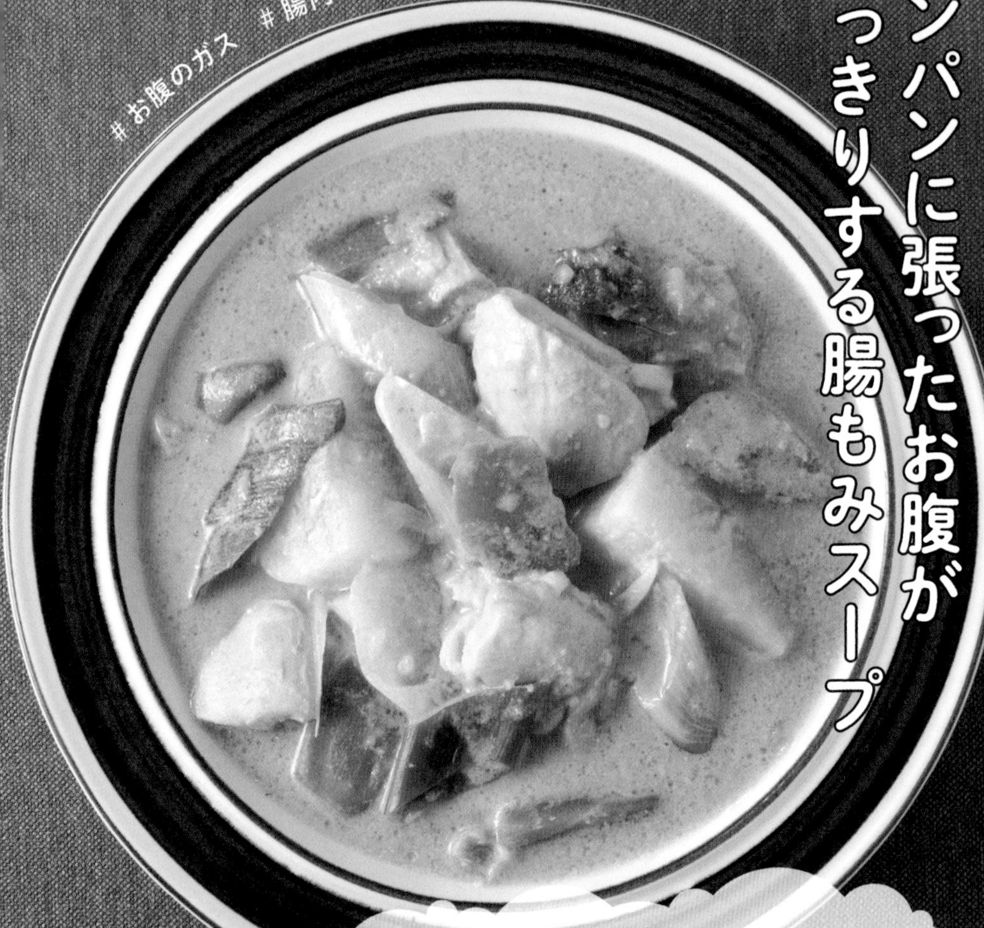

お腹にガスがたまって張っているときに食べてほしいスープです。ストレスや運動不足で腸の動きが滞ると気の巡りも悪くなり、体はもちろん精神的にも落ち込みます。かぶやにんじんで腸内環境を整えましょう。鶏肉は地鶏を使うと体を温めてくれます。

鶏肉とかぶの酒粕豆乳スープ

材料（2人前）

オリーブオイル…ひと回し
しょうが…少々　細切り
にんにく…適量　細切り
鶏もも肉（地鶏）…1枚　はさみでひと口大
にんじん…½本　乱切り
水…300㎖
かぶ…2玉　縦に4等分
長ねぎ…½本　斜め切り
天日塩…小さじ½
味噌…大さじ½
酒粕…適量
無調整豆乳…150㎖

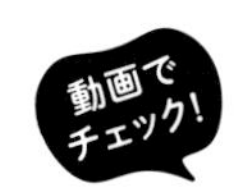

1. フライパンに、オリーブオイル、しょうが、にんにく、鶏肉を入れて軽く炒め、ふたをして蒸し焼きにする。途中上下を返す。にんじんを加えて炒める。
2. 水を注いで、かぶ、ねぎ、塩を加え、ふたをして弱めの中火で10分ほど煮る。
3. 味噌と酒粕を溶き入れ、豆乳を加え、再度沸騰したら火を止める。

肺と腎を潤す食材はのどの痛みや咳にも◯

体が乾燥すると大腸が弱って便秘になったり、皮膚がかゆくなったりしますが、柿や長いもで肺を潤すことで落ち着きます。ただ、柿は体を冷やすので、体を温める玉ねぎやしょうがと合わせましょう。また、皮に栄養があるので、よく洗って皮ごと使います。

#咳
#利尿
#腎臓
#ガン予防

お手数ですが
切手を
お貼りください

郵便はがき

150-8482

東京都渋谷区恵比寿4-4-9
えびす大黑ビル
ワニブックス書籍編集部

お買い求めいただいた本のタイトル

本書をお買い上げいただきまして、誠にありがとうございます。
本アンケートにお答えいただけたら幸いです。
ご返信いただいた方の中から、
抽選で毎月5名様に図書カード（500円分）をプレゼントします。

ご住所　〒

TEL（　　-　　-　　）

（ふりがな）
お名前

年齢
歳

ご職業

性別
男・女・無回答

いただいたご感想を、新聞広告などに匿名で
使用してもよろしいですか？　（はい・いいえ）

※ご記入いただいた「個人情報」は、許可なく他の目的で使用することはありません。
※いただいたご感想は、一部内容を改変させていただく可能性があります。

●この本をどこでお知りになりましたか?(複数回答可)

1. 書店で実物を見て　2. 知人にすすめられて
3. SNSで(Twitter:　Instagram:　その他　)
4. テレビで観た(番組名:　)
5. 新聞広告(　新聞)　6. その他(　)

●購入された動機は何ですか?(複数回答可)

1. 著者にひかれた　2. タイトルにひかれた
3. テーマに興味をもった　4. 装丁・デザインにひかれた
5. その他(　)

●この本で特に良かったページはありますか?

[　]

●最近気になる人や話題はありますか?

[　]

●この本についてのご意見・ご感想をお書きください。

[　]

以上となります。ご協力ありがとうございました。

柿と長いものポタージュ

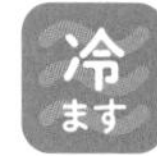

材料（2人前）

オリーブオイル…ひと回し
玉ねぎ…¼個 上下をおとし、ざく切り
柿…½個 よく洗い、皮付きのままひと口大に切る
長いも…50g程度 皮付きのままぶつ切り
水…200㎖
しょうがのすりおろし…ほんの少し
天日塩…小さじ½
醤油…小さじ1と½
無調整豆乳…50㎖
黒すりごま…適量

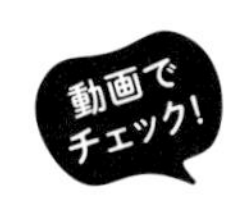

1. フライパンに、オリーブオイル、玉ねぎを入れて軽く炒め、柿と長いもも加えてさらに炒める。
2. 水を注ぎ入れ、しょうがを加える。ふたをして10分ほど煮る。
3. 冷めたら、2回に分けてミキサーでなめらかになるまで攪拌する。
4. フライパンに戻し入れて、塩と醤油で味をととのえる。豆乳を加えて弱火で温める。器に盛り、すりごまをふる。

column

便秘や夜間尿、腎臓の解毒にも「葛湯（くずゆ）」

風邪のひき始めに市販の漢方薬「葛根湯」を飲む人は多いと思います。葛粉から作るおいしい「葛」は葛粉の葛。最初の文字の「葛湯」も同じように風邪の予防にぴったりです。葛はマメ科の植物で、大豆と同様にイソフラボンやサポニンが豊富。女性ホルモンを整え、免疫力を高め、精神を安定させます。血流改善、肝臓の修復作用、腸内環境を整えるなどいいことずくめ。もちろん腎臓の毒出しにもおすすめ。

弱っているときも少量でエネルギーになるのがありがたいですが、飲み過ぎると疲れてしまうので注意しましょう。東洋医学的には邪気を（まさに風邪！）払い、体内にこもった余計な熱を取ります。

材料（1人分）

本葛粉（100％のもの）…9g
水…200㎖
黒糖…小さじ1（お好みで）

1. 小鍋に水と葛粉を入れ、とろっとするまで煮詰める。
2. 仕上げに黒糖で甘味をつける。

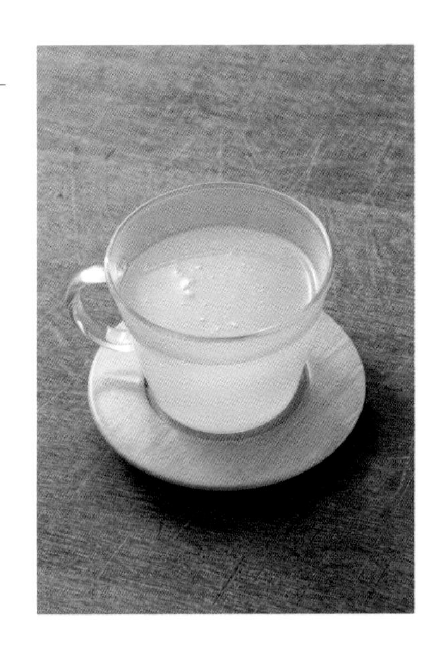

Part

2

アレルギーのためのスープ

3人に1人が何らかのアレルギーを持つ時代。東洋医学では肺と大腸は腎臓と深い関係があり、腎臓の機能を高めることでアレルギー体質を改善できます。また、くしゃみや鼻水、のどの痛みといったアレルギーの症状を緩和するスープで、外部からの刺激に強くなる体を作りましょう。

アトピー&鼻炎のストレス解毒野菜でかゆみを軽減!

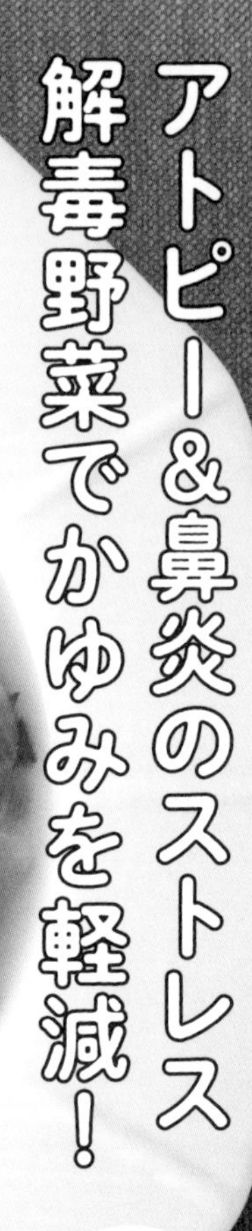

アトピー体質の人は、実は血液が汚れやすくてドロドロ。玉ねぎパワーでサラサラにしつつ、れんこんは熱を冷まして炎症を緩和します。また、どちらも肺の機能を高め、皮膚に栄養を行き渡らせてくれる食材です。さらに、加熱した大葉は肺と脾を高めるアトピーの救世主！ 解毒することでアレルギー症状を改善するスープです。

#アトピー #鼻炎 #皮膚トラブル

新玉ねぎとれんこんの大葉の香りスープ

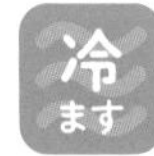

材料（2人前）

オリーブオイル…ひと回し
新玉ねぎ（なければ玉ねぎ）…½個　上下を落として1cm角
れんこん…150g　100gはやや厚めのいちょう切り、50gはすりおろす
昆布だし…400mℓ
天日塩…小さじ½
醤油…小さじ1と½
大葉…10枚　粗めのせん切り

1. フライパンに、オリーブオイルと玉ねぎを入れて弱火で軽く炒め、ごく弱火にしてしばらくそのまま加熱する。玉ねぎが半透明になったら、いちょう切りのれんこんを加えてしんなりするまで炒める。
2. 昆布だし（昆布も入れる）、塩、醤油、すりおろしたれんこんを加え、ふたをして10分ほど煮る。
3. 仕上げに大葉を加えて軽く煮る。

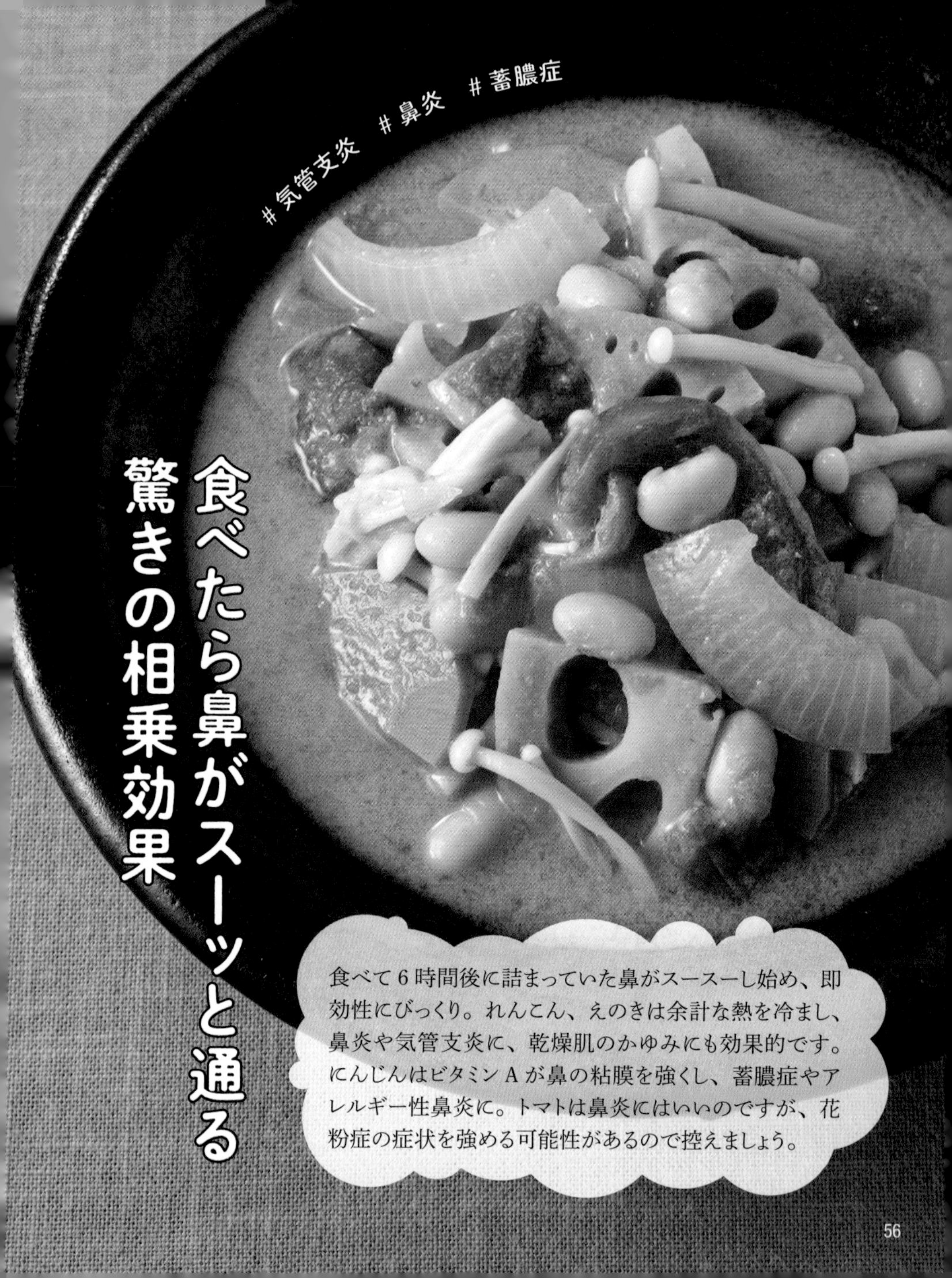

#気管支炎　#鼻炎　#蓄膿症

食べたら鼻がスーッと通る驚きの相乗効果

食べて6時間後に詰まっていた鼻がスースーし始め、即効性にびっくり。れんこん、えのきは余計な熱を冷まし、鼻炎や気管支炎に、乾燥肌のかゆみにも効果的です。にんじんはビタミンAが鼻の粘膜を強くし、蓄膿症やアレルギー性鼻炎に。トマトは鼻炎にはいいのですが、花粉症の症状を強める可能性があるので控えましょう。

トマトとえのきの豆乳味噌スープ

材料（2人前）

しょうが…少々 細切り
水…400mℓ
れんこん…150g（量が重要） いちょう切り
にんじん…½本 半月切り
玉ねぎ…½個 ざく切り
えのきだけ…100g 軸をおとして半分に切り、ほぐす
蒸し大豆、または大豆の水煮（レトルト）…100g
トマト…1個 くし形
天日塩…小さじ½
味噌…大さじ½
オリーブオイル…ひと回し
無調整豆乳…50mℓ

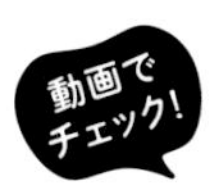

1. フライパンに、しょうがと水を入れて火にかけ、れんこん、にんじん、玉ねぎ、えのき、大豆、トマト、塩を順に加えて煮る。アクが出たら除く。
2. 味噌とオリーブオイルを加え、ふたをして8分ほど煮る。
3. 豆乳を加えてやさしく混ぜ、温める。

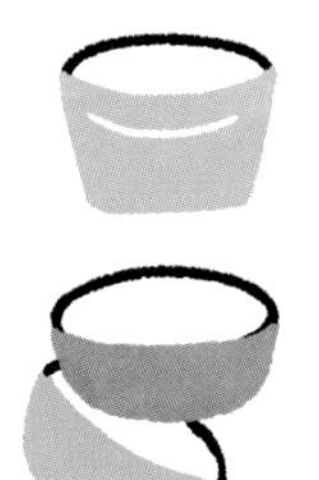

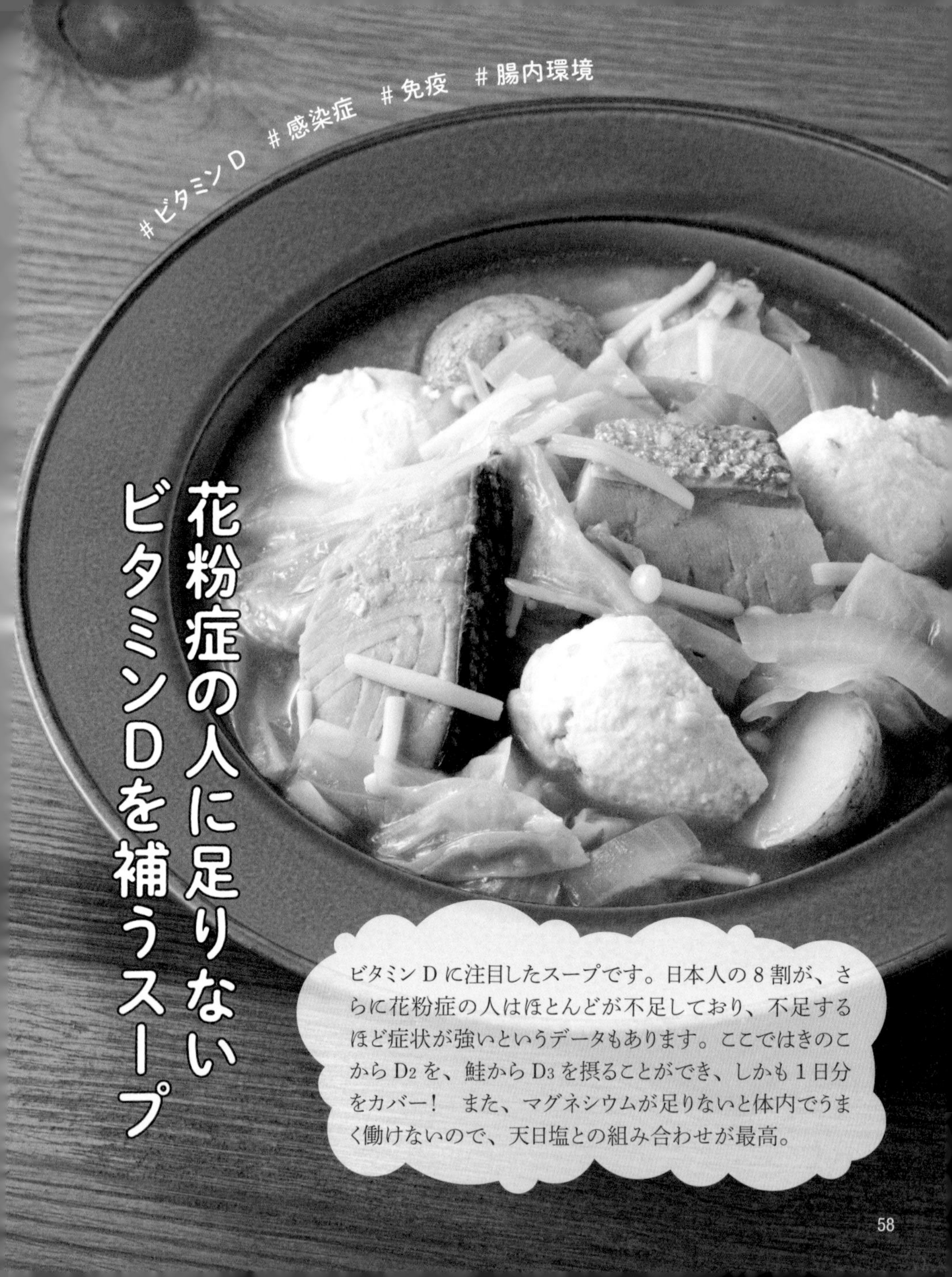

#ビタミンＤ　#感染症　#免疫　#腸内環境

花粉症の人に足りない ビタミンDを補うスープ

ビタミンＤに注目したスープです。日本人の８割が、さらに花粉症の人はほとんどが不足しており、不足するほど症状が強いというデータもあります。ここではきのこからD_2を、鮭からD_3を摂ることができ、しかも１日分をカバー！　また、マグネシウムが足りないと体内でうまく働けないので、天日塩との組み合わせが最高。

鮭と春野菜、豆腐の味噌ちゃんこ風スープ

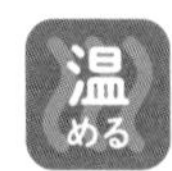

材料（2人前）

にんにく、しょうが…各少量 みじん切り
じゃがいも…小2個 ひと口大
水…300mℓ
新玉ねぎ…½個 ざく切り
春キャベツ…¼個 ざく切り
えのきだけ…100g 根もとを落として二等分
鮭…2切れ ひと口大
味噌…大さじ½
天日塩…小さじ½
木綿豆腐…½丁
バター…少々（好みで、入れなくてもいい）
オリーブオイル（仕上げ用）…少々

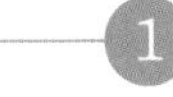

1. フライパンに、にんにく、しょうが、じゃがいも、水を入れて火にかける。玉ねぎ、キャベツ、えのき、鮭も加えて煮る。
2. 味噌を溶き入れ、塩を加え、豆腐をスプーンでひと口大にすくって入れる。ふたをして6分ほど煮る。
3. 仕上げにバター、オリーブオイルを入れて軽く煮る。

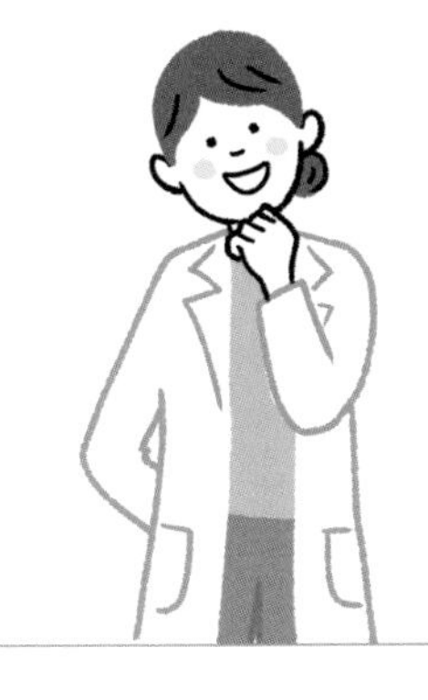

花粉症、肌荒れ、ガン予防ウイルスと闘う免疫スープ

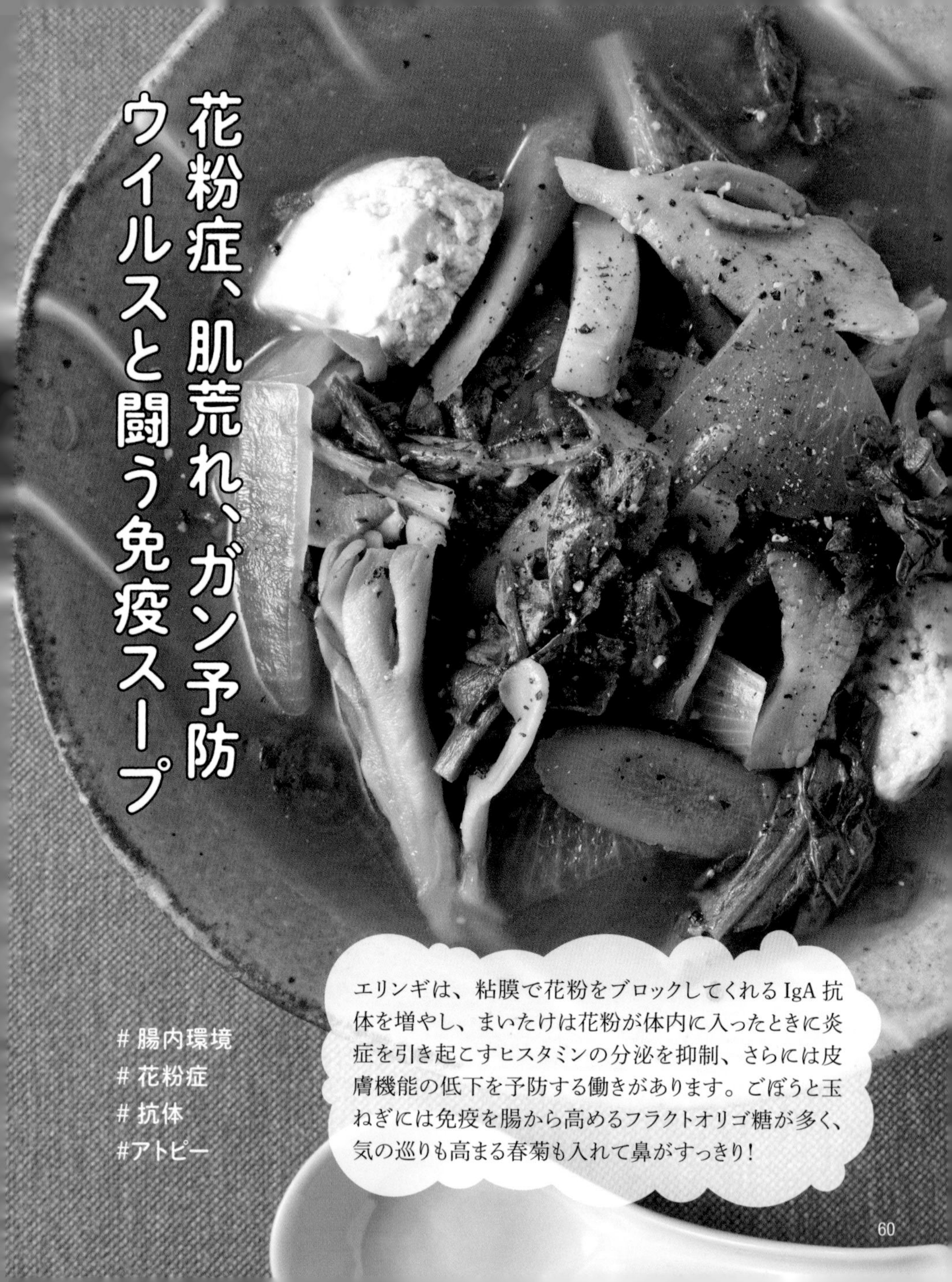

#腸内環境
#花粉症
#抗体
#アトピー

エリンギは、粘膜で花粉をブロックしてくれるIgA抗体を増やし、まいたけは花粉が体内に入ったときに炎症を引き起こすヒスタミンの分泌を抑制、さらには皮膚機能の低下を予防する働きがあります。ごぼうと玉ねぎには免疫を腸から高めるフラクトオリゴ糖が多く、気の巡りも高まる春菊も入れて鼻がすっきり！

きのこと春菊、ごぼうの醤油スープ

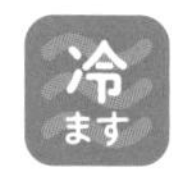

材料（2人前）

オリーブオイル…ひと回し
しょうが…½片 せん切り
ごぼう…⅓本 斜め薄切り
エリンギ…2本 縦細切り
まいたけ…½パック 手でほぐす
天日塩…小さじ½
玉ねぎ…½玉 繊維に沿って薄切り
水…400mℓ
木綿豆腐…½丁
醤油…大さじ1
酒…大さじ1
春菊…½束 ざく切り
黒こしょう…少々

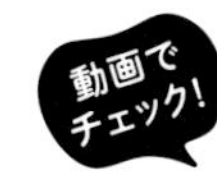

1. フライパンに、オリーブオイル、しょうが、ごぼう、エリンギ、まいたけを入れて炒め、塩をふる。玉ねぎも加えて炒める。
2. 水を注ぎ、豆腐をスプーンでひと口大にすくって入れる。醤油、酒を入れてふたをして8分ほど煮る。
3. 最後に春菊を加えてさっと煮る。仕上げに黒こしょうをふる。

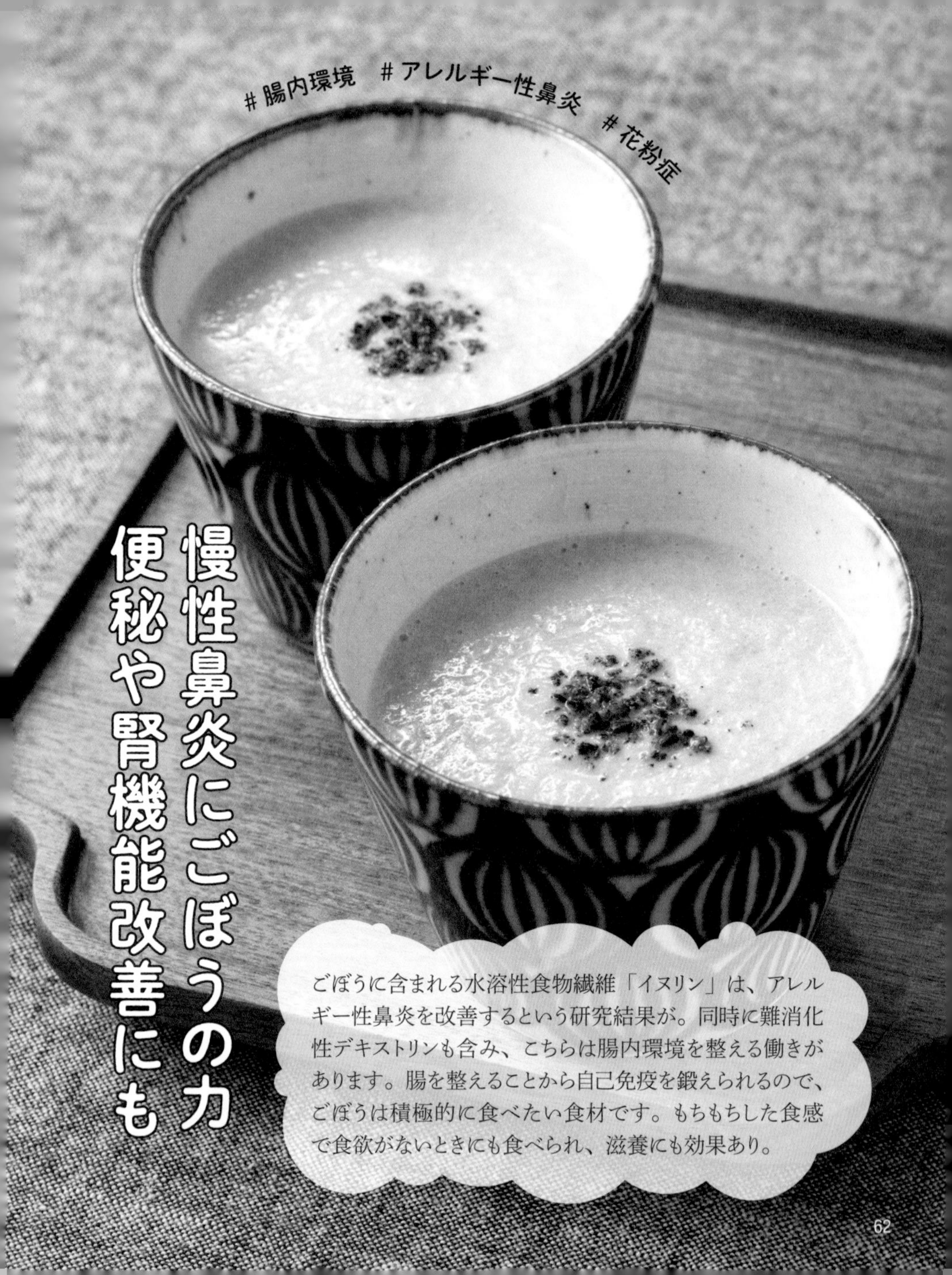

＃腸内環境　＃アレルギー性鼻炎　＃花粉症

慢性鼻炎にごぼうの力 便秘や腎機能改善にも

ごぼうに含まれる水溶性食物繊維「イヌリン」は、アレルギー性鼻炎を改善するという研究結果が。同時に難消化性デキストリンも含み、こちらは腸内環境を整える働きがあります。腸を整えることから自己免疫を鍛えられるので、ごぼうは積極的に食べたい食材です。もちもちした食感で食欲がないときにも食べられ、滋養にも効果あり。

ごぼうと長いも、黒ごまのポタージュ

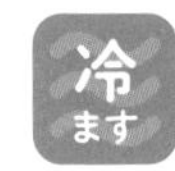

材料（2人前）

オリーブオイル…ひと回し
玉ねぎ…½玉 繊維に沿って薄切り
ごぼう…½本 斜め薄切り
水…200㎖
味噌…小さじ½
無調整豆乳…100㎖
長いも…50g すりおろし
天日塩…小さじ½
黒すりごま…少々

1. 鍋に、オリーブオイル、玉ねぎ、ごぼうを入れて炒める。
2. 水を注ぎ、ふたをして5分ほど煮る。具材がやわらかくなったら味噌を溶き入れる。火を止めて、豆乳を入れて混ぜる。
3. 冷めたら、2回に分けてミキサーでなめらかになるまで撹拌する。
4. 鍋に戻し入れ、優しく混ぜながら長いもと塩を加えて温める。仕上げにすりごまをちらす。

感染症や花粉に負けない肺と腎を高める白の食材

鼻と喉のトラブルには、肺機能を高めることが大切。東洋医学では“白い食材”がよいとされています。その代表的なものがれんこんで、体にこもった熱を冷まし、血液をさらさらに。喉にはすりおろしたものが効き目大。えのきや大根も白い食材で、肺機能を高めます。また、カリフラワーは腎機能を高め、気を巡らせ、脳にもいい食材です。

＃肺　＃脳　＃免疫力アップ

れんこんの白い滋養スープ

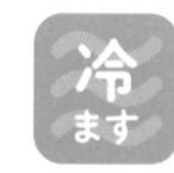

材料（2人前）

オリーブオイル…ひと回し
鶏むねひき肉…80g
大根…3㎝ いちょう切り
れんこん…100g 30gはすりおろし、残りは薄切り
水…400㎖
カリフラワー…½株 小房に分ける
味噌…計大さじ1 好みで白味噌をブレンド
酒粕…適量
酒…大さじ½
木綿豆腐…½丁
えのきだけ…100g 軸をおとして3等分
天日塩…小さじ½

1. フライパンに、オリーブオイル、鶏むねひき肉を入れて弱火でほぐしながら炒め、色が変わったら大根、薄切りのれんこんを加えて炒める。
2. 水を注ぎ、カリフラワーを加えて煮る。
3. 味噌と酒粕を酒で溶き、❷に加えて煮る。
4. 豆腐をスプーンでひと口大にすくって加え、えのきを重ね入れる。塩をふって、おろしたれんこんも入れ、ふたをして弱めの中火で10分ほど煮る。

column

腎臓のために食べるものを選ぼう！

私たちは「体にいいから」とブームの食材に翻弄(ほんろう)されがち。特に腎臓にいいと聞けばなおさらです。本当に体にいい食事は3食バランスよく、食べ過ぎず、旬の食材を使って栄養を偏らせないことです。不調を抱える人の多くはよく聞くと食事や間食、朝を食べないなど食に原因がありました。腎不全の方は減塩、たんぱく質、カリウム制限のしすぎで逆に体力気力を失っている人も多かったです。なお、天日塩は腎に欠かせない命の源で、食事には必ず使います。

　毎日少しずつ、いつもの食事に取り入れることで腎臓を元気にする食材をご紹介します。ちなみに飲み物は水や白湯で。

毎日食べたい食材

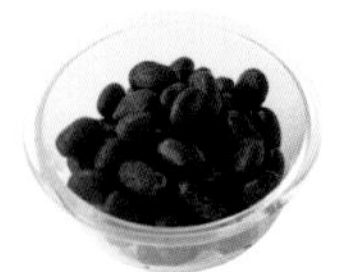

黒豆

「蒸し黒豆」を常備しておくと手軽に使える。黒い色素は眼精疲労にも。

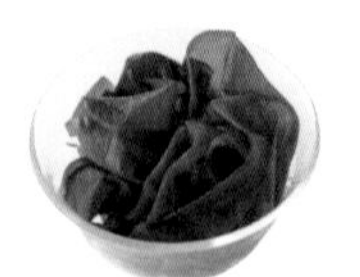

わかめ

体にこもった熱や水分を排出。ぬめり成分は抗ガン・抗菌作用も。

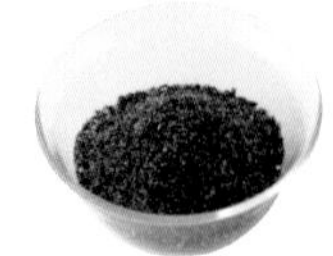

黒ごま

別名「長生不老食」。吸収しやすいように必ず「すりごま」を使って。

昆布

腎臓が弱い人向けのだしがとれる欠かせない食材。

海苔

昆布同様ミネラルが豊富で手軽に食べられる。毎日のごはんに添えて。

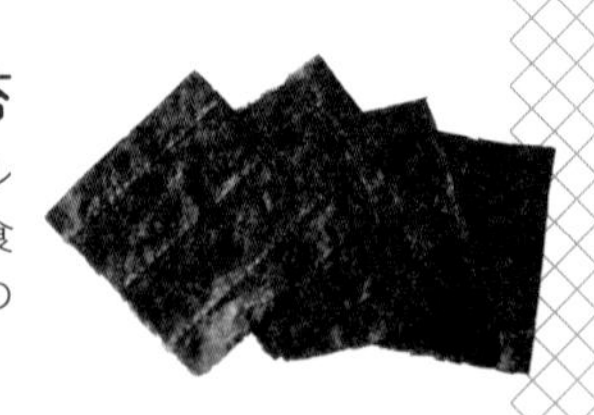

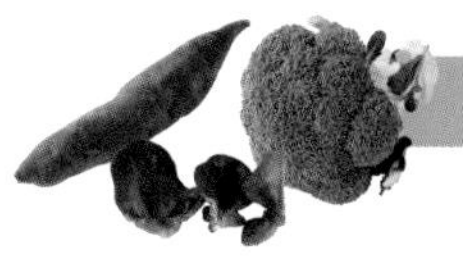

定期的に食べたい食材

スープには基本的に旬の野菜を選ぶのが正解。また、売り場でピンときたもの、なんとなく食べたいなと思う魚や肉も、体が欲しているサインかもしれません。これらの食材は腎臓にいいものばかりなので、覚えておいて積極的に使いましょう。

主な食材	
ブロッコリー	栄養バランスがよく、腎機能を高める食材。疲れたときに。
黒きくらげ	乾燥でも生でも腎臓のためにできるだけ食べたい食材。
さつまいも	食物繊維が豊富で腎臓を元気にしてくれる。ただし、½本までに。

その他のおすすめ食材
黒米、ひじき、カリフラワー、グリーンアスパラガス、いんげん、枝豆、ニラ、キャベツ、冬瓜、かぶ、ごぼう、ホタテ、アサリ、うなぎ、白身魚、サバ、かつおなど

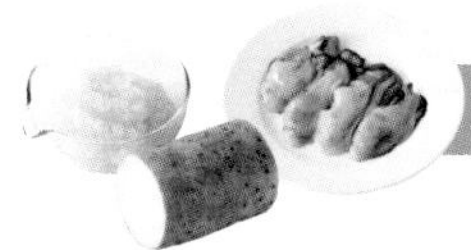

疲れたときに食べたい食材

疲れた日に食べてほしいパワフル食材。ストレスを感じた日や、鏡を見て顔が老けて見えたり、白髪が急に増えたときなどにもおすすめです。ただし、効果が強すぎるため、毎日摂るなら少量がおすすめです。ここぞ、という日に、ぜひ。

主な食材	
牡蠣	ミネラルをたっぷり含んだ、滋養食材の代表格。
長いも	生なら免疫力、加熱すると胃腸によい万能野菜。
大根おろし	熱が出たときや、焼きもの、揚げものと一緒に食べると細胞の損傷を防げる。

その他のおすすめ食材
豚の赤身肉、えび、イカなど

旬を感じる果物は季節を楽しむ程度にいただきます。利尿効果で腎臓の腫れが落ち着くこともありますが、毎日食べるのは冷えたりむくんだりするのでNG。ビタミン類が豊富なベリー類や常温のりんごなどを負担にならない範囲で楽しんで。

column

白髪も抜け毛も育毛も！「黒ごまと海苔のふりかけ」

年を重ねると出てくる、髪の悩み。毎日のふりかけで解決できます。東洋医学では毛は〝血の余りもの〟とされ、血液、血流と深い関係が。黒ごまに含まれるセサミンやビタミンEは血管を若返らせ、頭皮の血流を改善します。また、肝臓・腎臓を元気にし、赤ワインの何倍もの抗酸化作用で細胞の酸化を防ぎ、頭皮の脂や乾燥によって起こる抜け毛を防ぎます。

また、髪はケラチンというたんぱく質で構成されていますが、ケラチンの2割は海苔にも含まれるシスチン。髪のハリやコシを高めるのに最適なのです。

腎臓に良い黒い食材が毎日とれるせいか、私は白髪染めも不要になりました。

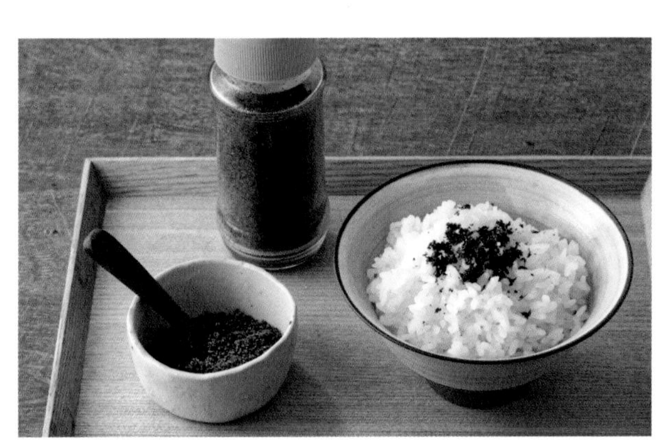

材料（作りやすい分量）

天日塩…20g
海苔…5g
黒すりごま…30g

1. すり鉢に材料をすべて入れ、すりこ木でサラサラになるまですり混ぜる。
2. 容器に入れ、ごはんなどにかけて食べる。（何にかけてもおいしい！）

Part 3

心と睡眠に効くスープ

不眠や鬱（うつ）、情緒不安定は腎臓が弱ることからも起こります。腎臓が弱ると心臓に影響を与えるからです。その日のストレスや疲れはその日のうちに！　ため込むと病気の原因になるから、リラックス効果のあるスープがおすすめ。食材の効能はもちろんのこと、香りや食感からも心身を癒やします。

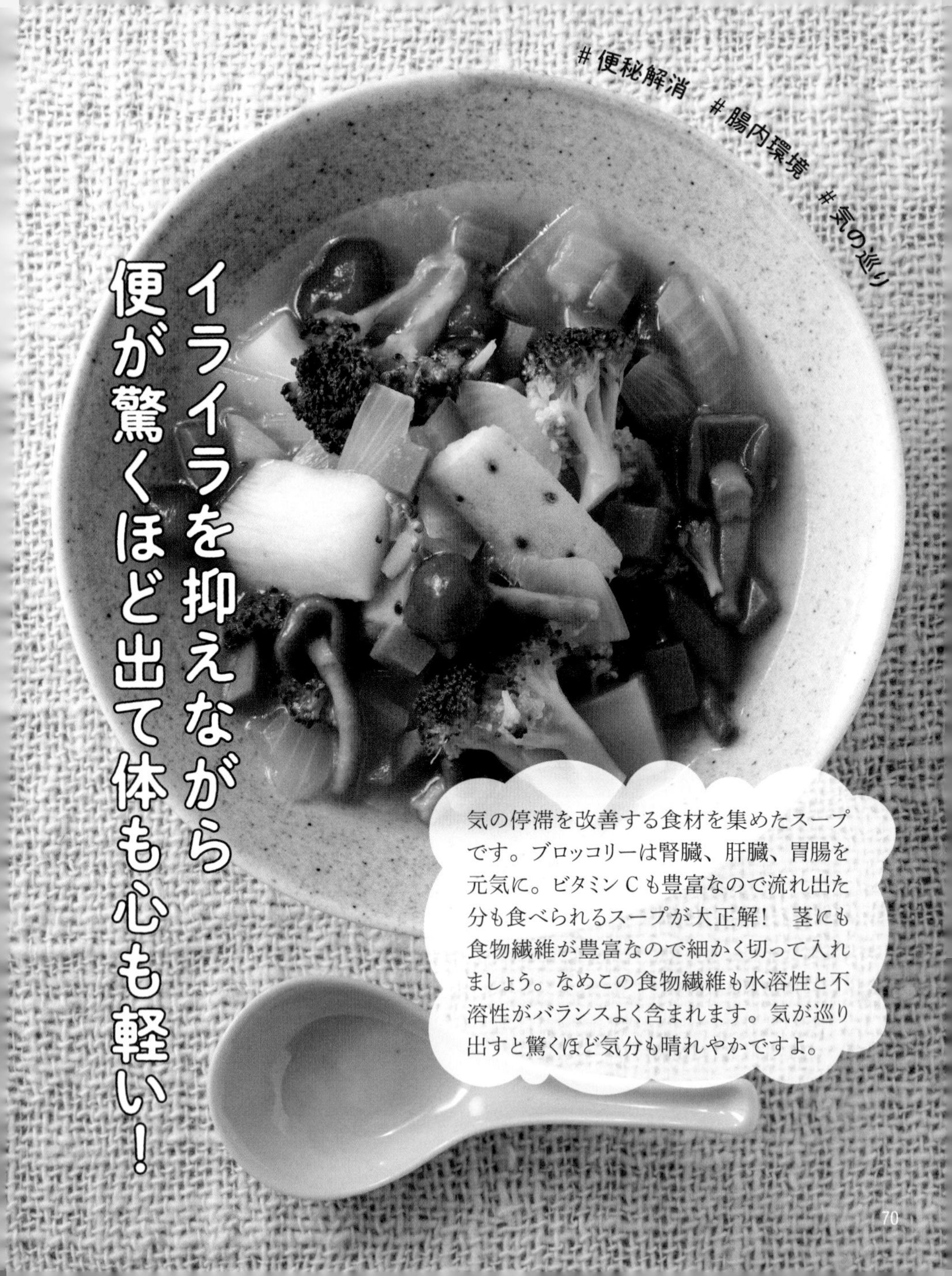
#便秘解消
#腸内環境
#気の巡り
イライラを抑えながら
便が驚くほど出て体も心も軽い！
気の停滞を改善する食材を集めたスープです。ブロッコリーは腎臓、肝臓、胃腸を元気に。ビタミンＣも豊富なので流れ出た分も食べられるスープが大正解！　茎にも食物繊維が豊富なので細かく切って入れましょう。なめこの食物繊維も水溶性と不溶性がバランスよく含まれます。気が巡り出すと驚くほど気分も晴れやかですよ。

なめことブロッコリーの豆乳味噌スープ

材料（2人前）

オリーブオイル…ひと回し
にんにく…½片 粗みじん切り
ブロッコリー…½株 小房に分け、茎は粗みじん切り
玉ねぎ…½個 ざく切り
にんじん…⅓本 粗みじん切り
なめこ…80g 軸付きなら除く
天日塩…小さじ½
長いも…200g 皮付きのまま4等分
水…300㎖
味噌…小さじ1
無調整豆乳…80㎖
大葉…5枚 みじん切り
こしょう…少々

1. フライパンに、オリーブオイルとにんにくを入れて弱火にかけ、香りが立ったらブロッコリーの茎、玉ねぎ、にんじん、なめこ、塩を加え、なめこが香ばしい香りになり、しんなりするまで炒める。
2. 長いも、ブロッコリーの房も加え、水を注いでふたをして10分ほど煮る。
3. 火を止めて味噌を溶き入れ、豆乳を加える。弱火にかけ、大葉を加え、こしょうをふる。

気力体力回復！熱中症ケア
脂肪肝＆むくみすっきり

＃気力体力　＃むくみ　＃脚ほっそり　＃脂質異常症

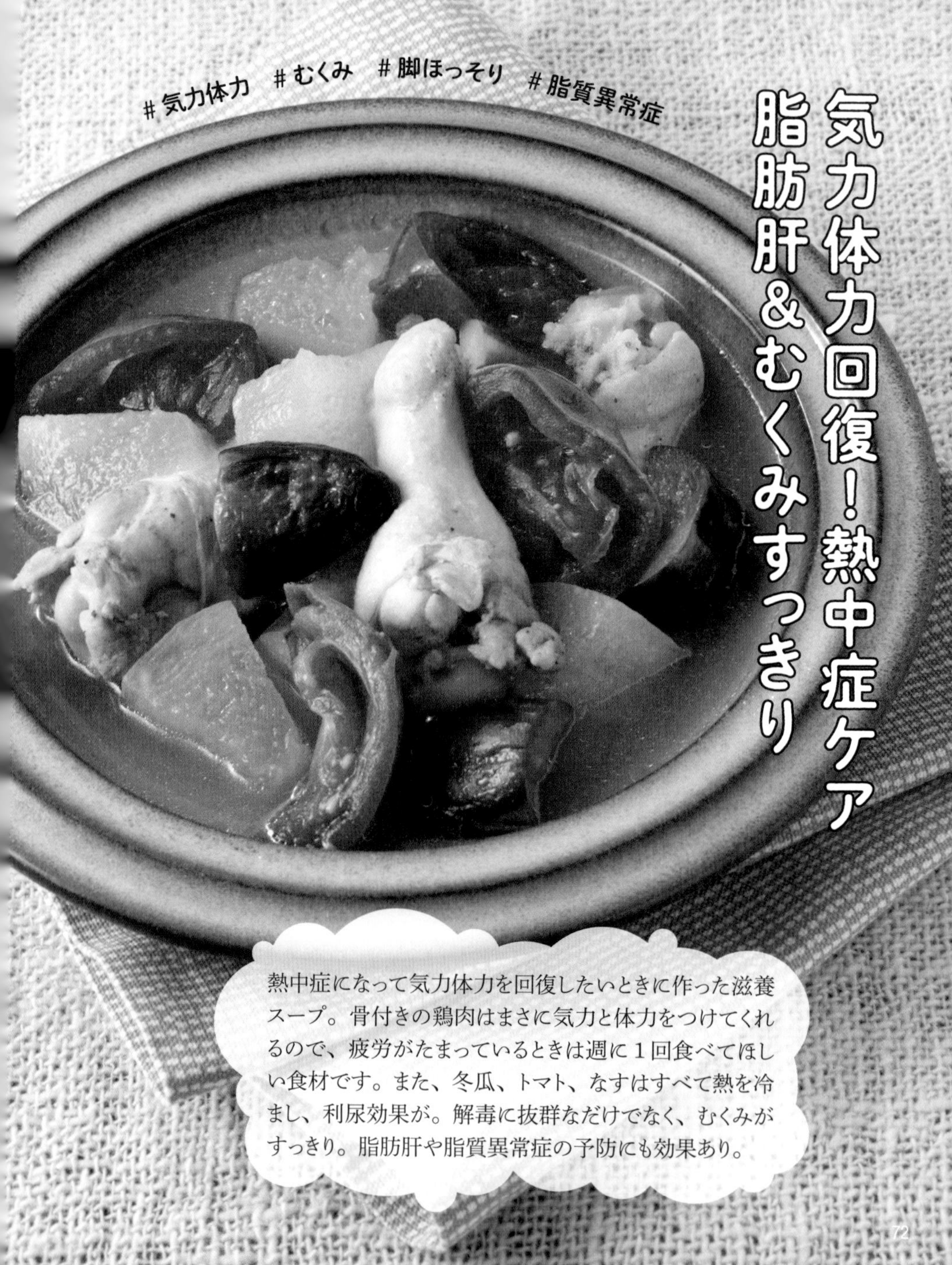

熱中症になって気力体力を回復したいときに作った滋養スープ。骨付きの鶏肉はまさに気力と体力をつけてくれるので、疲労がたまっているときは週に１回食べてほしい食材です。また、冬瓜、トマト、なすはすべて熱を冷まし、利尿効果が。解毒に抜群なだけでなく、むくみがすっきり。脂肪肝や脂質異常症の予防にも効果あり。

手羽元と夏野菜のさっぱり塩スープ

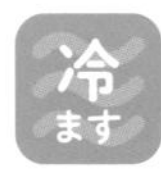

材料（2人前）

オリーブオイル…ひと回し
鶏手羽元肉…4本　塩、こしょうをふる
なす…1本　縦半分に切ってざく切り
冬瓜…200g　皮とワタを除き、ひと口大
しょうが…適量　細切り
水…400mℓ
トマト…1個　8等分
天日塩…小さじ½
ごま油…適量

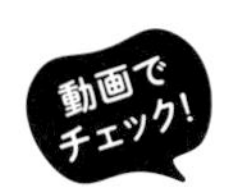

1. フライパンに、オリーブオイルを熱し、手羽元を焼く。焼き色がついたら端に寄せ、あいたところでなすを炒める。冬瓜としょうがも加えて炒める。
2. 水を注ぎ、トマトを加えて塩をふる。ふたをして弱めの中火で15分ほど煮る。
3. 仕上げにごま油をふる。

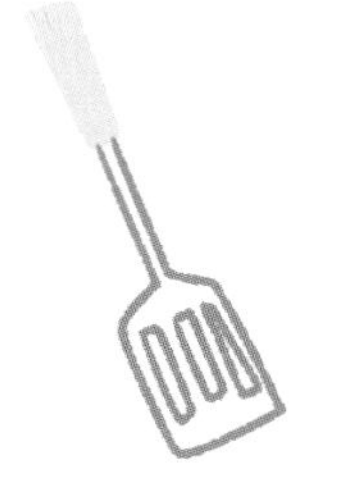

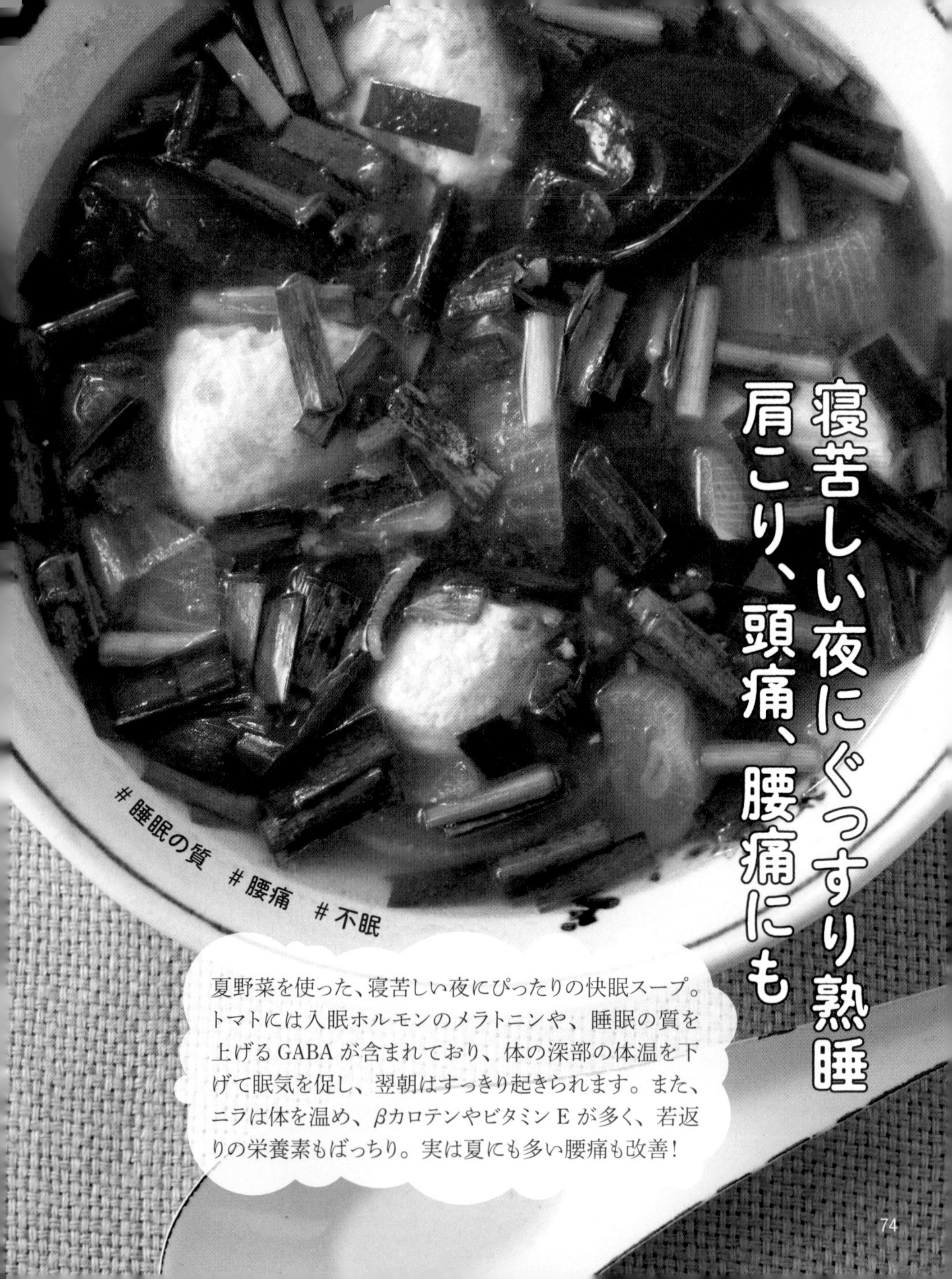

寝苦しい夜にぐっすり熟睡 肩こり、頭痛、腰痛にも

＃睡眠の質　＃腰痛　＃不眠

夏野菜を使った、寝苦しい夜にぴったりの快眠スープ。トマトには入眠ホルモンのメラトニンや、睡眠の質を上げるGABAが含まれており、体の深部の体温を下げて眠気を促し、翌朝はすっきり起きられます。また、ニラは体を温め、βカロテンやビタミンEが多く、若返りの栄養素もばっちり。実は夏にも多い腰痛も改善！

豆腐とトマト、ニラのスープ

冷ます

材料（2人前）

オリーブオイル…ひと回し
にんにく…½片 みじん切り
しょうが…½片 みじん切り
玉ねぎ…½個 縦半分、1cm幅に切る
トマト…1個 4等分
昆布だし…400mℓ
木綿豆腐…½丁
天日塩…小さじ½
ニラ…½束 2〜3cm幅に切る
醤油…小さじ1

1. フライパンに、オリーブオイル、にんにく、しょうが、玉ねぎを入れて軽く炒め、トマトを加えてトマトがしんなりするまで炒める。
2. 昆布だしを昆布ごと注ぎ、豆腐をひと口大にすくって入れ、塩を加え、ふたをして8分ほど煮る。
3. ニラと醤油を加えて2分ほど煮る。

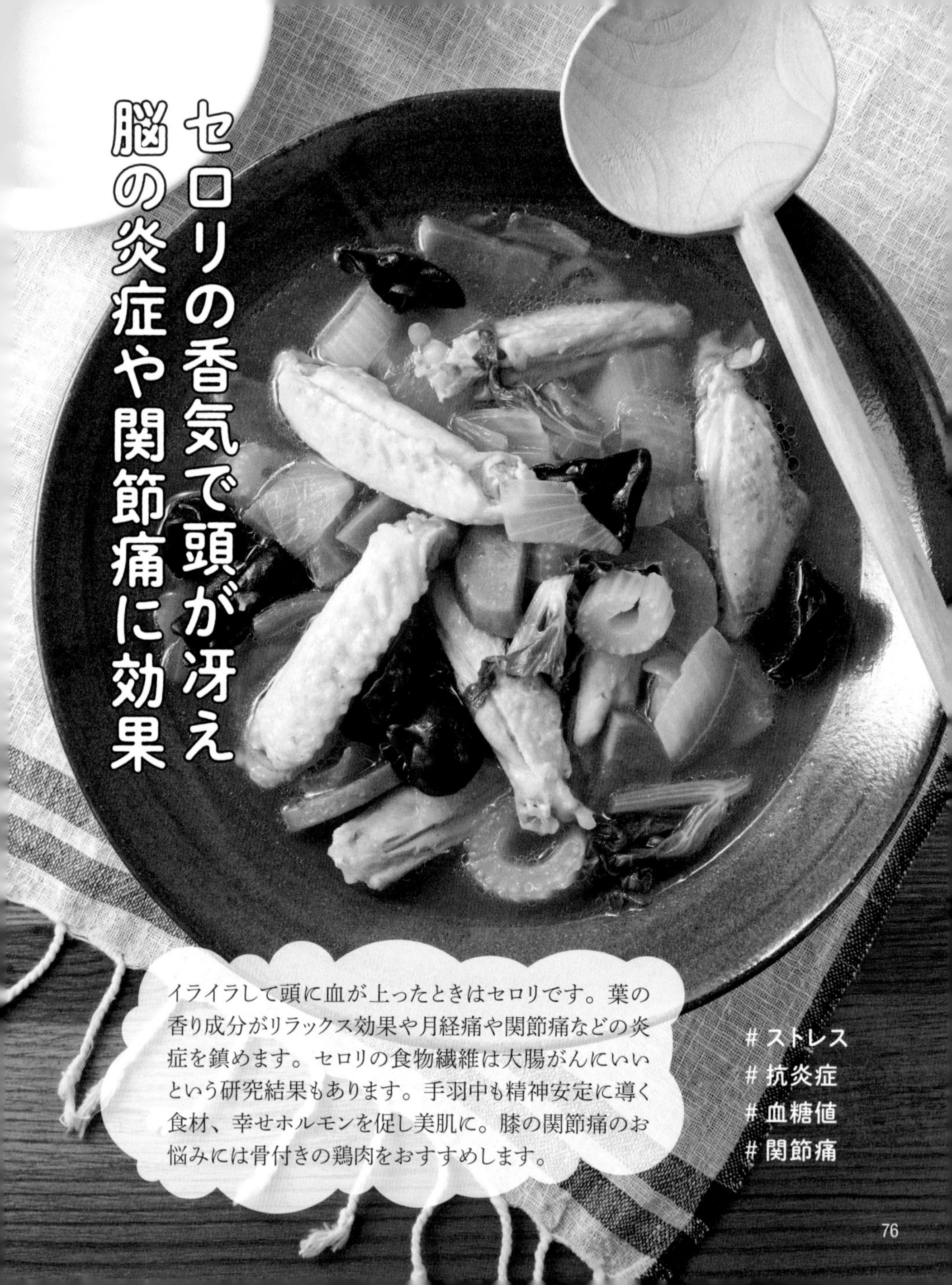

脳の炎症や関節痛に効果 セロリの香気で頭が冴え

イライラして頭に血が上ったときはセロリです。葉の香り成分がリラックス効果や月経痛や関節痛などの炎症を鎮めます。セロリの食物繊維は大腸がんにいいという研究結果もあります。手羽中も精神安定に導く食材、幸せホルモンを促し美肌に。膝の関節痛のお悩みには骨付きの鶏肉をおすすめします。

#ストレス
#抗炎症
#血糖値
#関節痛

手羽中とセロリ、きくらげのスープ

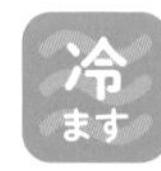

材料（2人前）

オリーブオイル…ひと回し
鶏手羽中肉…6～7本　塩、こしょうをふる
にんじん…½本　いちょう切り
セロリ…1本　茎は筋を取らずに1cm角、葉はざく切り
玉ねぎ…½玉　ざく切り
水…600mℓ
乾燥黒きくらげ…5g　水で戻す
天日塩…小さじ½
酒…大さじ2

1. フライパンに、オリーブオイルを熱し、手羽中、にんじん、セロリの茎、玉ねぎを順に加えて炒める。
2. 水を注ぎ、きくらげとセロリの葉、塩、酒を加えてふたをして8分ほど煮る。

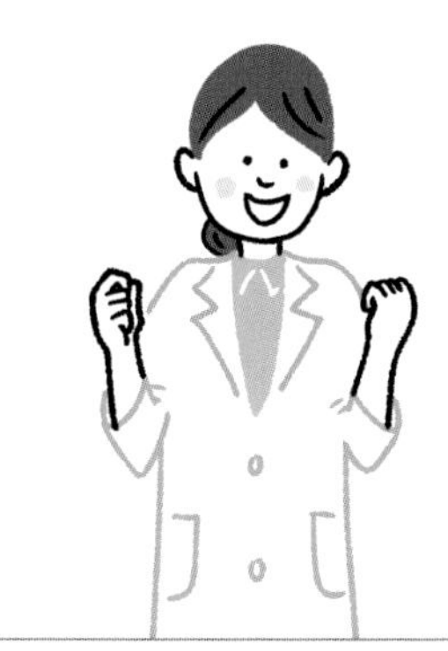

快眠で翌朝の目覚めが楽！むくみ解消で体が軽くなる

薬膳では生野菜のサラダを食べません。サラダに使うサニーレタスも加熱して食べるので、スープにしてみたらほんのり苦くて美味。香り成分の効果でぐっすり寝られ、起きるとカリウムの働きでむくみが取れ、体が軽い！血液もサラサラになり、のぼせが回復。カリウム制限をしている人でもOKな量で、むしろ不足を補えます。

快眠
爽快な目覚め
血液サラサラ
むくみ

サニーレタスのポタージュ

材料（2人前）

オリーブオイル…ひと回し＋少々
玉ねぎ…½個 繊維に沿って薄切り
にんじん…⅓本 半月切り
サニーレタス…200g 手でちぎる
天日塩…小さじ½
水…200㎖
無調整豆乳…180㎖

1. フライパンに、オリーブオイルひと回し、玉ねぎ、にんじん、サニーレタスを入れて炒める。
2. 塩を加えて水を注ぎ、ふたをして5分ほど煮る。
3. 冷めたら、2回に分けてミキサーでなめらかになるまで撹拌する。
4. フライパンに戻し入れ、豆乳を加えて温める。仕上げにオリーブオイルを加える。

香り野菜ときのこ 神経を落ち着けて眠りに導く

#ストレス #不安 #精神安定 #血流改善

完璧主義でひとつのことを倒れるまで徹底的にやってしまう人は気付かずにストレスをため込みがち。腎臓を痛める前に、普段から香りのいい野菜を食べて緩和しましょう。今回はセロリですが、みょうがやパクチー、春菊などでも。ブナピーもきのこの中で精神を落ち着かせるGABAがトップクラス。油揚げの大豆、もやしもおすすめ。

ブナピーと油揚げのとろみスープ

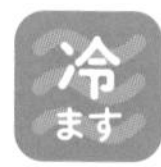

材料（2人前）

オリーブオイル
（またはごま油）…ひと回し
にんにく…½片 みじん切り
にんじん…½本 縦半分に切って斜め薄切り
セロリ…½束 茎は小口切り、葉はざく切り
ブナピー…1パック 軸を除いてほぐす
もやし…½袋
水…400㎖
油揚げ…½枚 縦半分に切って1㎝幅
醤油…大さじ1
酒…大さじ1
天日塩…小さじ½
水溶き片栗粉
（片栗粉を同量の水で溶く）
…大さじ1
卵…1個

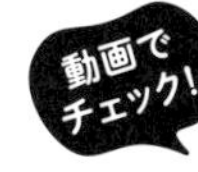

1. フライパンに、オリーブオイル、にんにく、にんじんとセロリの茎、ブナピーを入れて炒める。もやしを加えてさっと炒める。
2. 水を注ぎ、油揚げ、セロリの葉を加え、醤油、酒、塩を加えふたをして5分ほど煮る。
3. 水溶き片栗粉を加えてとろみをつける。溶き卵を少しずつ加えてかきたま状に仕上げる。

脳疲労を回復して心も元気に
深部体温を下げて深い眠りへ

不安やストレス、肉体的な疲労も不眠の原因に。ぜひ食べてほしいのは鶏むね肉。「イミダペプチド」が豊富に含まれ、直接脳に届き、脳疲労を回復します。玉ねぎ、トマト、じゃがいも、そしてえのきには脳の興奮を抑え、体の深部体温を下げて睡眠の質を高める作用が。具材は大きめに切り、顎を使うことで自律神経を整えましょう。

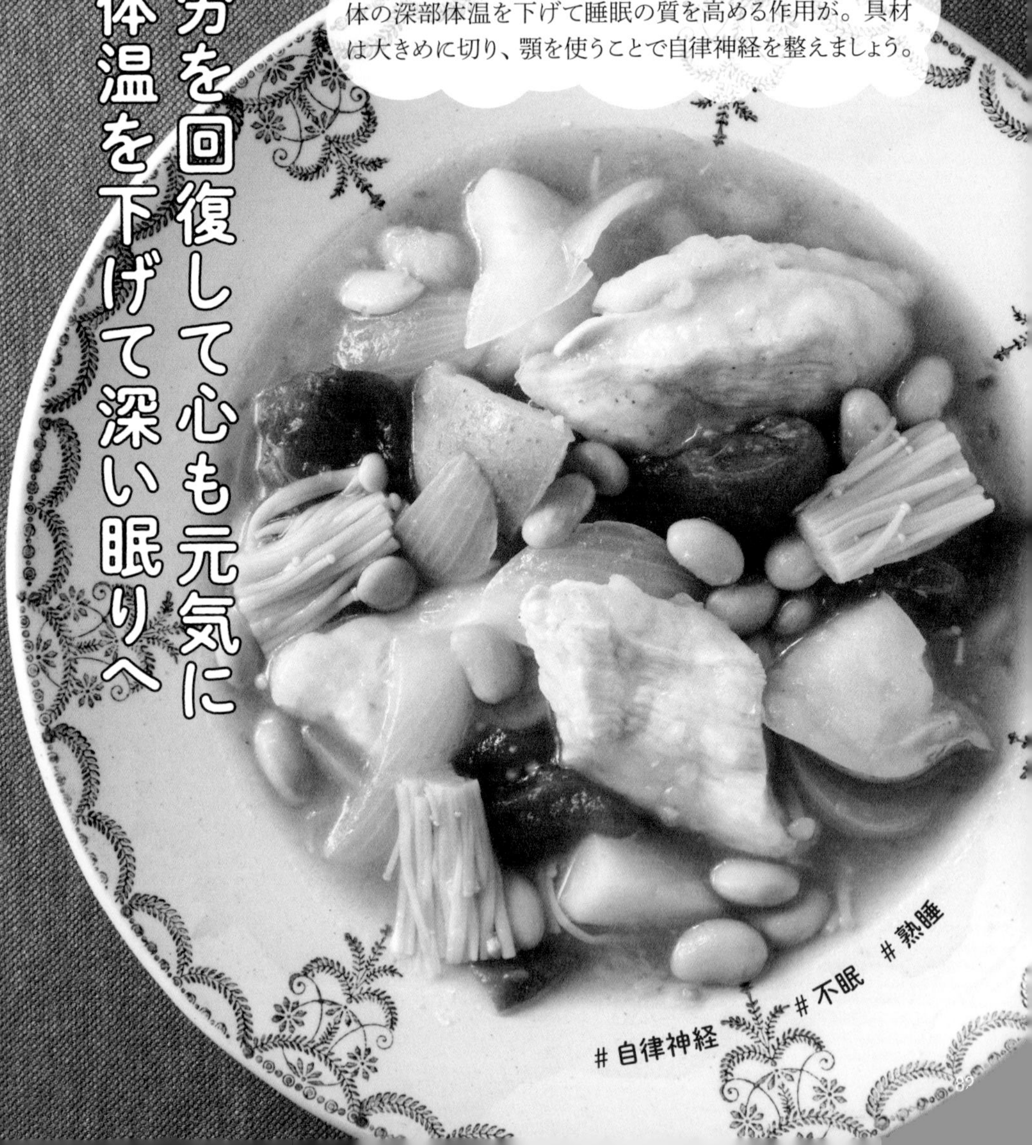

#自律神経 #不眠 #熟睡

鶏むね肉とトマト、えのきの大豆スープ

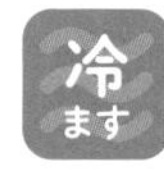

材料（2人前）

にんにく…½片　みじん切り
玉ねぎ…½個　縦半分、1cm幅に切る
じゃがいも…1個　ひと口大
トマト…1個　4等分
えのきだけ…100g
蒸し大豆、または大豆の水煮（レトルト）…½パック
水…400mℓ
天日塩…小さじ½
片栗粉…適量
鶏むね肉…1枚　2cm幅に切る
白味噌と味噌…各小さじ1

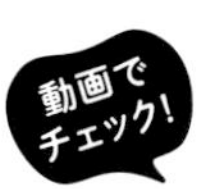

1. フライパンに、にんにく、玉ねぎ、じゃがいも、トマト、えのき、大豆を入れて水を注ぎ、塩を加え、ふたをして弱めの中火で8分煮る。
2. 片栗粉をまぶした鶏肉を加え、ふたをして5分ほど煮る。鶏肉がかたくならないよう、途中で1回裏返して煮込む。味噌を溶き入れて仕上げる。

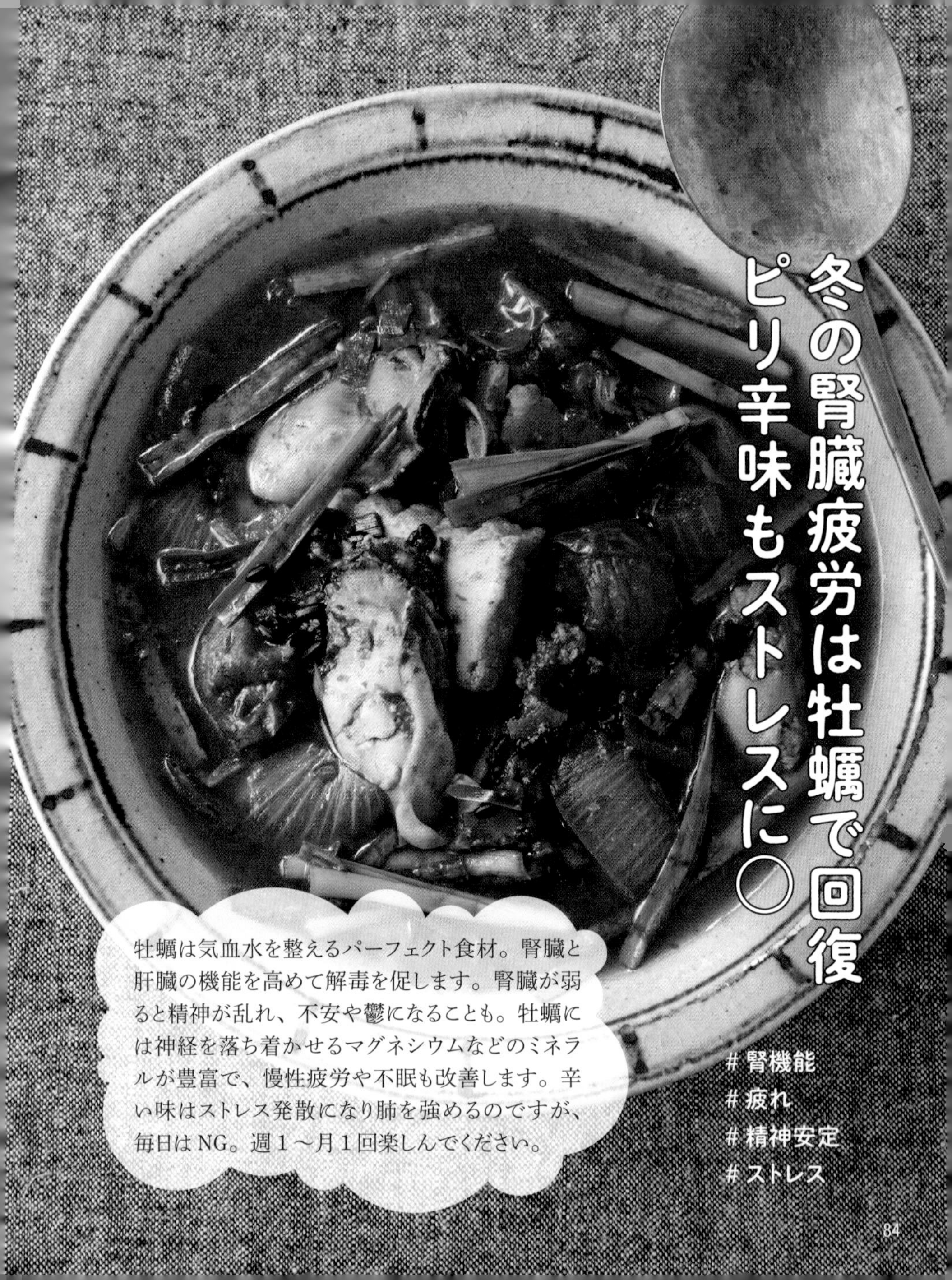

冬の腎臓疲労は牡蠣で回復 ピリ辛味もストレスに◯

牡蠣は気血水を整えるパーフェクト食材。腎臓と肝臓の機能を高めて解毒を促します。腎臓が弱ると精神が乱れ、不安や鬱になることも。牡蠣には神経を落ち着かせるマグネシウムなどのミネラルが豊富で、慢性疲労や不眠も改善します。辛い味はストレス発散になり肺を強めるのですが、毎日はNG。週１～月１回楽しんでください。

＃腎機能
＃疲れ
＃精神安定
＃ストレス

牡蠣とニラの赤と黒の旨辛スープ

材料（2人前）

- オリーブオイル ひと回し
- しょうが…½片 みじん切り
- にんにく…½片 みじん切り
- 玉ねぎ…½個 繊維を断つように1㎝幅に切る
- 昆布だし…400㎖
- 黒米…大さじ½
- 酒…大さじ1
- 味噌…大さじ1
- 四川豆板醤…大さじ½
- みりん…大さじ1
- 天日塩…小さじ⅓
- 厚揚げ…小2個 大きければ切る
- プチトマト…10個
- 牡蠣…10粒
- ニラ…½束 5㎝幅

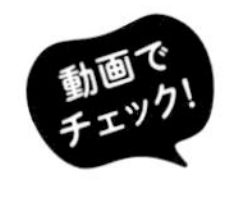

1. フライパンに、オリーブオイル、しょうが、にんにく、玉ねぎを入れて炒める。
2. 昆布だしを注ぎ、黒米、酒、味噌、豆板醤を溶き入れる。みりん、塩、厚揚げ、プチトマトを加え、ふたをして10分ほど煮る。
3. 牡蠣を入れ、ふたをして5分ほど煮る。最後にニラを加え、ふたをして2分ほど煮る（牡蠣は大きさによって煮込む時間を加減する）。

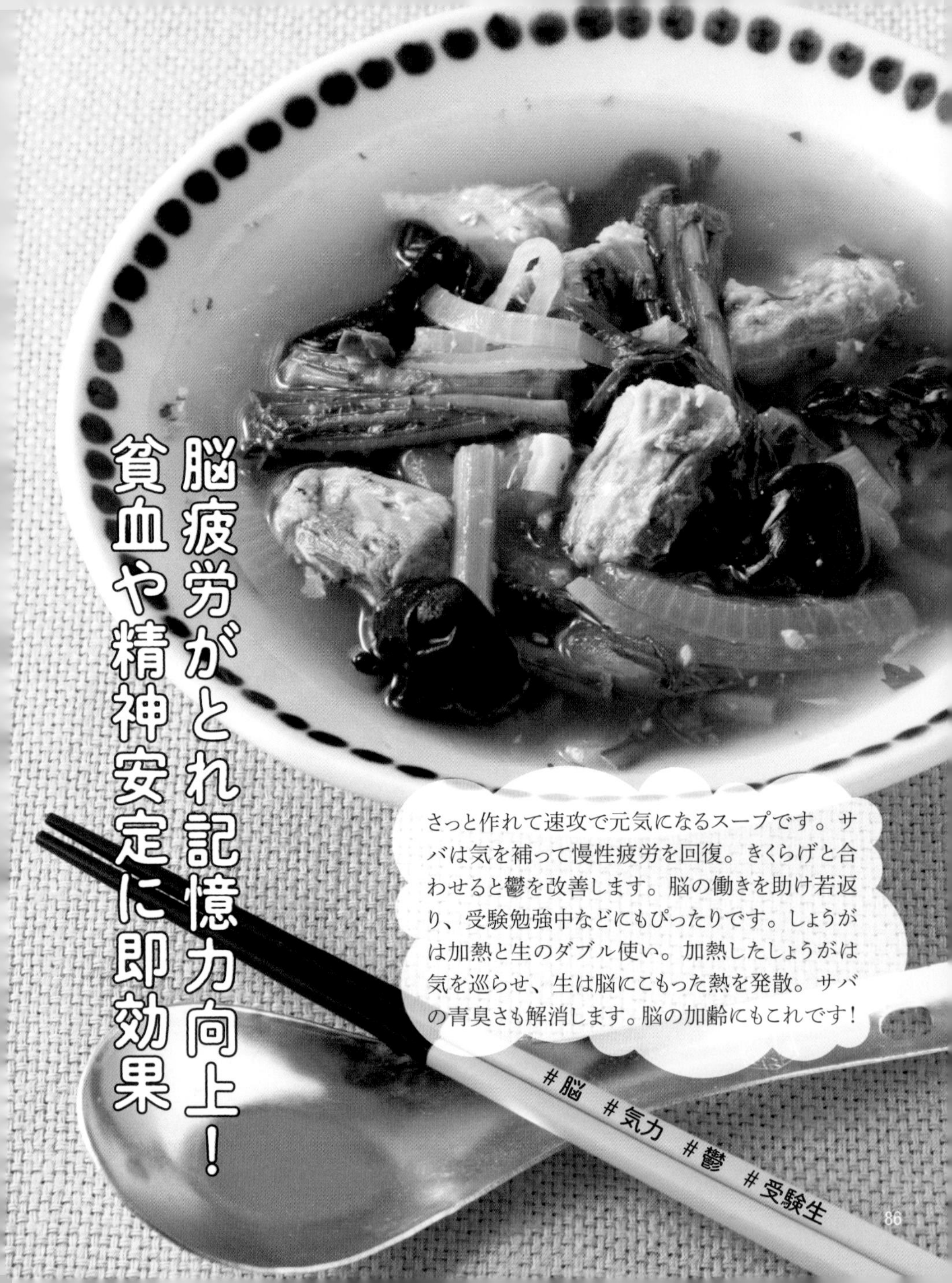

脳疲労がとれ記憶力向上！
貧血や精神安定に即効果

さっと作れて速攻で元気になるスープです。サバは気を補って慢性疲労を回復。きくらげと合わせると鬱を改善します。脳の働きを助け若返り、受験勉強中などにもぴったりです。しょうがは加熱と生のダブル使い。加熱したしょうがは気を巡らせ、生は脳にこもった熱を発散。サバの青臭さも解消します。脳の加齢にもこれです！

#脳　#気力　#鬱　#受験生

サバ缶と春菊のしょうが風味スープ

材料（2人前）

オリーブオイル…ひと回し
しょうが…1片　半分ずつ細切りとすりおろし
玉ねぎ…½玉　繊維を断つように薄切り
サバの水煮缶…1個
春菊…½束　5cm幅に切る
乾燥黒きくらげ…5g　水で戻す
天日塩…小さじ½
水…300mℓ
酒…大さじ2
醤油…小さじ1

1. フライパンに、オリーブオイル、細切りのしょうが、玉ねぎ、サバを入れて炒める。サバの身が大きければほぐす。
2. 春菊、きくらげを加えてさっと炒める。塩を加える。
3. 水を注ぎ、酒、醤油を入れてふたをして2分ほど煮る。仕上げにすりおろしたしょうがを加える。

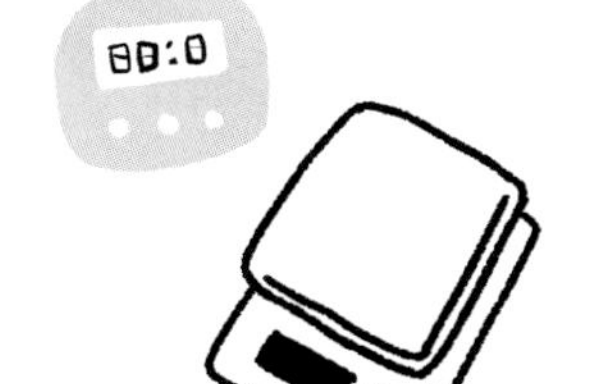

column

夏限定の夏バテ対策「ゴーヤのヨーグルトスムージー」

夏バテのときはもちろん、夏は外出したら飲んでほしいスムージーです。火を使わず、あっという間に作れます。

主役はゴーヤとバナナ。この2つの食材が体内の熱を冷まし、バテた体に即効でエネルギーを補給。ゴーヤの苦味が苦手な方向けにバナナを多めに入れたら、はちみつなしでも苦味を感じません。

少し酸味があるほうがさっぱりするのでヨーグルトを使っていますが、胃を冷やして重くなるので毎日はNG。また、スムージーは体を冷やすので、真夏の外出した日だけにします。ゴーヤが苦手な私が好きになるほどお気に入り。熱中症予防や猛暑に何度も助けられた一押しドリンクです。

材料（2杯分）

ゴーヤ…⅓本 ワタは残し種を除き、いちょう切り
バナナ…1本 手でちぎる
無調整豆乳…100mℓ
プレーンヨーグルト…大さじ½
小さい氷…適量
黒すりごま…適量

1
ごま以外の材料をミキサーに入れ、スムージーにする。

2
コップに注ぎ、すりごまをふる。混ぜて飲む。

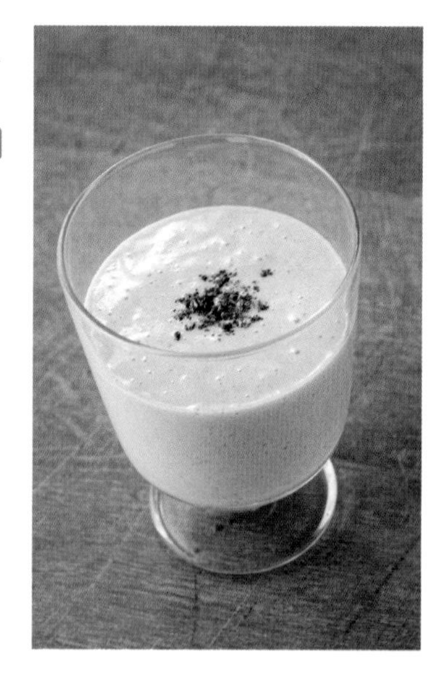

Part 4

美容とダイエットのためのスープ

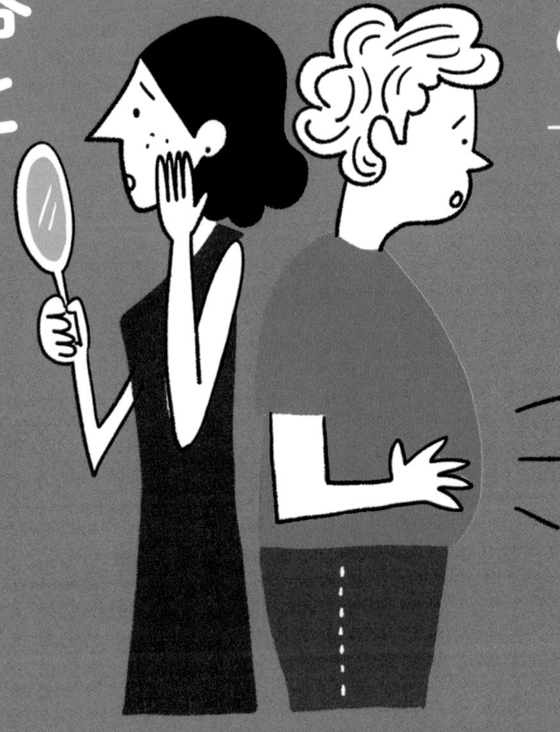

腎臓が弱ると元気が出ないだけでなく、実年齢より老けます。肌がたるみ、シミ・しわが増え、抜け毛や白髪、夜間尿で悩むことに。実は、美容面での悩みの大半は腎臓を元気にするだけで改善していき、若返ります。肌ツヤもよくなり気持ちも上向きになること間違いなし！の嬉しい美容スープです。

活性酸素を除去してシミ対策！
ビタミンCも摂れる旨味スープ

#シミ・しわ　#透明感　#潤い　#咳止め

なすの皮にはポリフェノールがたっぷり。体内で増えた活性酸素を減らし、シミ対策になるので定期的に食べたいものです。さつまいも、れんこんにはビタミンCが豊富で、まいたけは敏感肌などのゆらぎ肌に最強！　ツナでたんぱく質を補い、体を温めましょう。旨味の強い食材ばかりなので、おいしさも太鼓判ですよ！

さつまいもとなすのれんこん滋養スープ

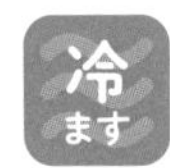

材料（2人前）

オリーブオイル…ひと回し
にんにく…½片 粗みじん切り
なす…1本 縦4等分にし、3cm幅
玉ねぎ…½個 繊維に垂直に1cm幅
れんこん…150g ½は3cm角、残りはすりおろす
まいたけ…½パック 粗みじん切り
天日塩…小さじ½
水…400mℓ
さつまいも…⅓本 厚さ1cmの半月切り
ツナの水煮（レトルト）…½パック
こしょう…少々

1. フライパンに、オリーブオイル、にんにく、なすを入れて軽く炒め、なじんだら玉ねぎ、切ったれんこん、まいたけを入れて炒める。塩をふってしっかり炒める。
2. 水を注ぎ、さつまいもとツナを入れ、ふたをして軽く煮る。
3. おろしたれんこんを加えてふたをして、弱火で10分ほど煮込む。こしょうをふる。

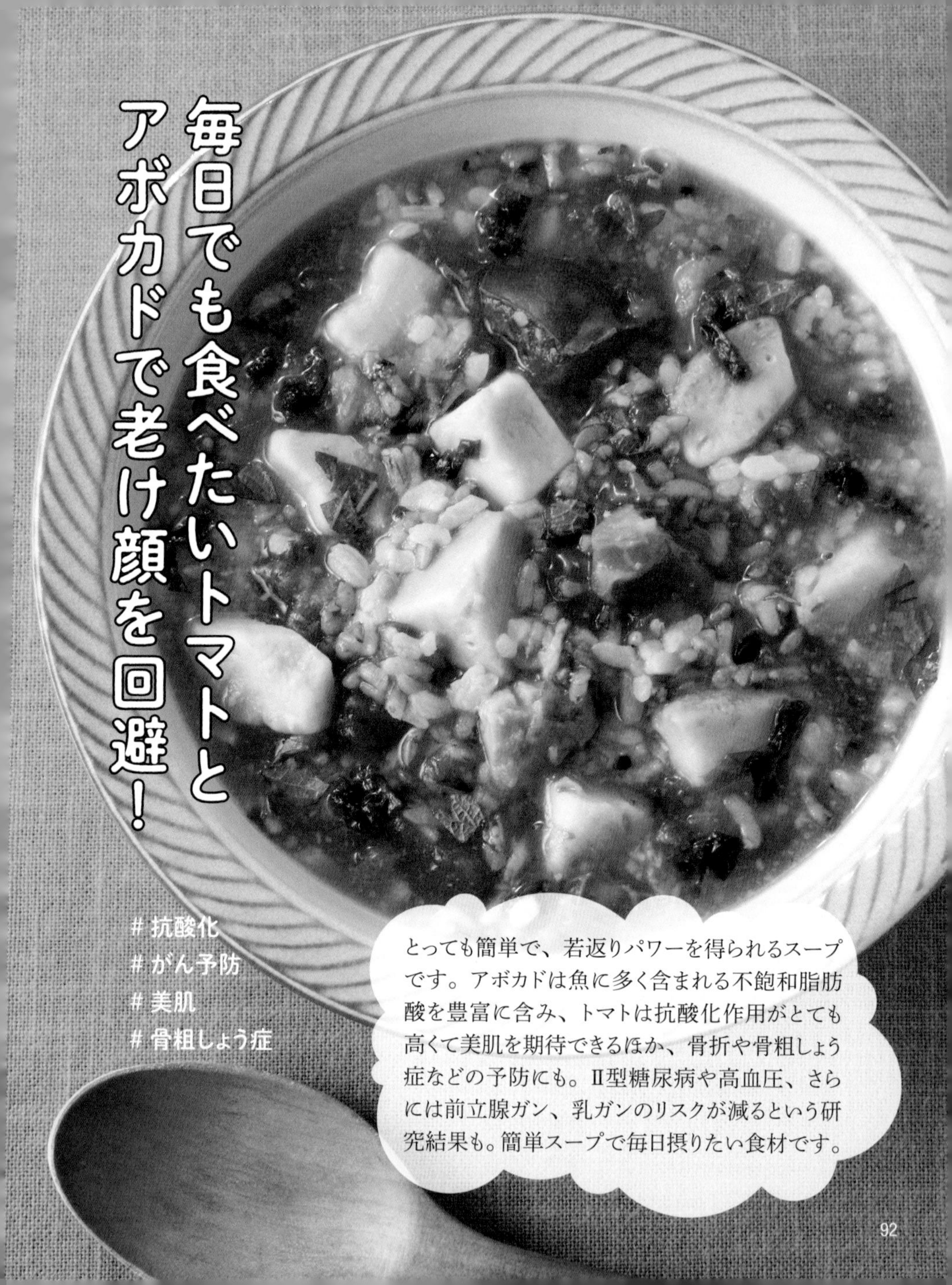

毎日でも食べたいトマトとアボカドで老け顔を回避！

#抗酸化
#がん予防
#美肌
#骨粗しょう症

とっても簡単で、若返りパワーを得られるスープです。アボカドは魚に多く含まれる不飽和脂肪酸を豊富に含み、トマトは抗酸化作用がとても高くて美肌を期待できるほか、骨折や骨粗しょう症などの予防にも。Ⅱ型糖尿病や高血圧、さらには前立腺ガン、乳ガンのリスクが減るという研究結果も。簡単スープで毎日摂りたい食材です。

アボカドとトマトのスープ雑炊

材料（2人前）

アボカド…1個 ざく切り

トマト…1個 小さめの乱切り

水…300mℓ

雑穀ごはん（白米でもOK）…1膳分

天日塩…小さじ½

海苔やあおさなど海藻類…少々

大葉…6枚 せん切り

1. 鍋に、アボカドとトマトを入れる。
2. 水を注ぎ、ごはん、塩、海藻類、大葉を入れて煮る。
3. 大葉の香りが立ったら完成。

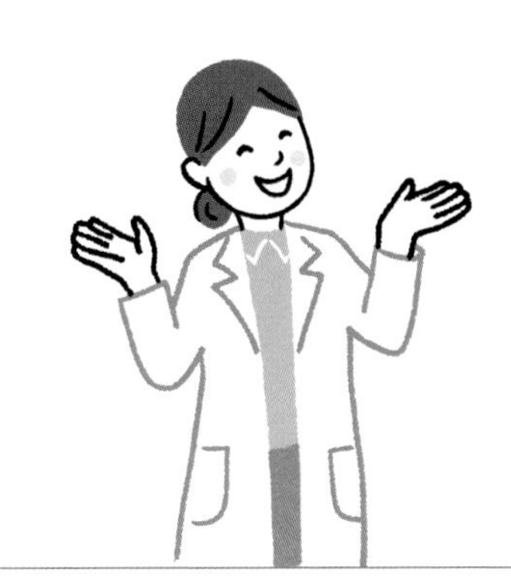

皮膚炎や喉の渇き
免疫を高め頻尿にも有効

#むくみ
#ほてり
#体を潤す

ズッキーニは、上がってきた熱を冷ます野菜。ほてりやしこり、のどの渇き、ドライアイなどによく、炎症した腎臓や肺を潤す作用があります。カリウム制限がある人でも、1本までOKです。また、ビタミンKがあるので骨も強くし、骨粗しょう症も予防します。ただし体を冷やすので、玉ねぎを必ず一緒に使いましょう。

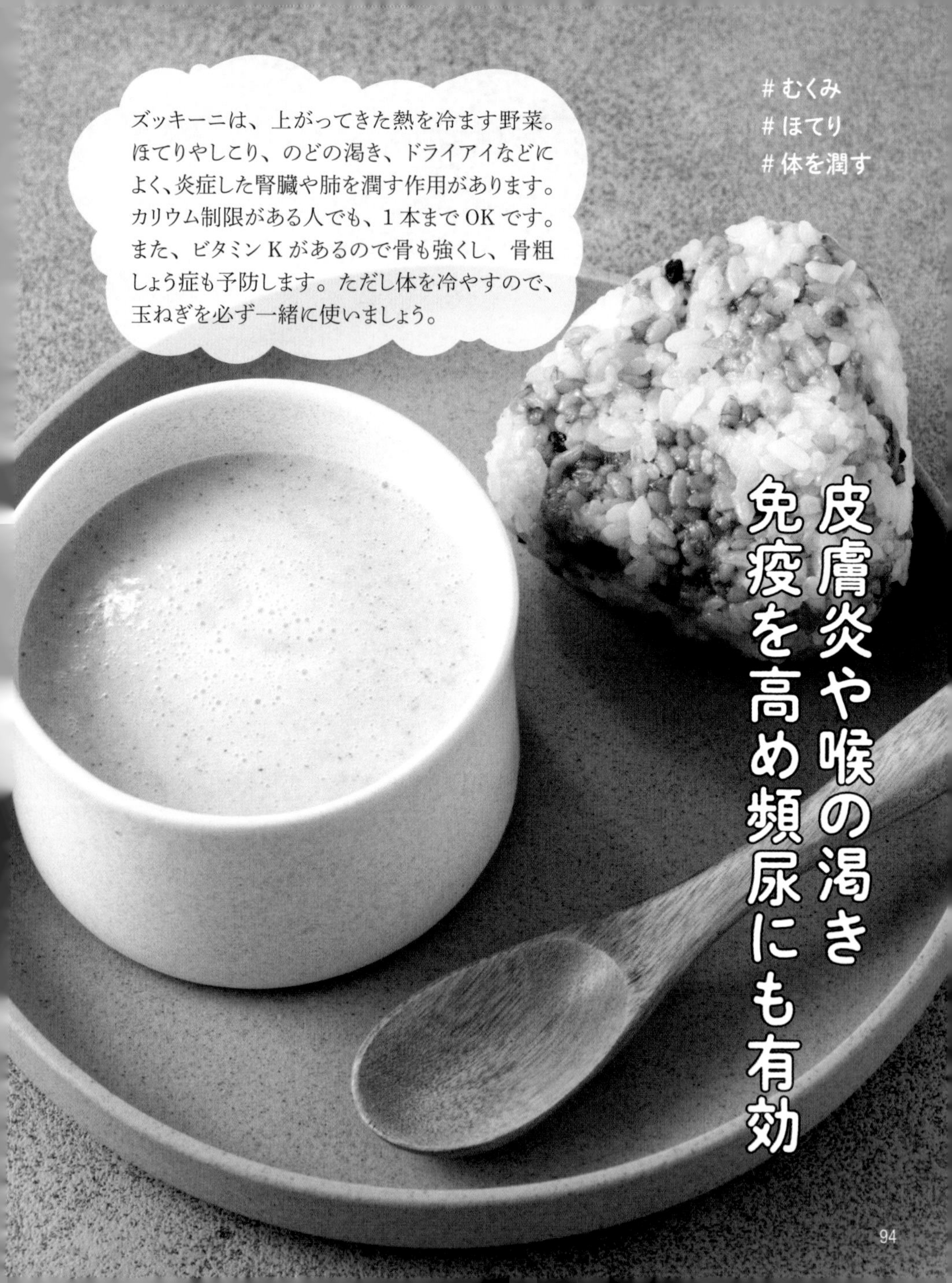

ズッキーニのポタージュ

材料（2人前）

オリーブオイル…ひと回し
にんにく…少々　粗みじん切り
玉ねぎ…½個　繊維に沿って薄切り
ズッキーニ…1本　へたを落として薄切り
天日塩…小さじ½
昆布だし…300㎖
無調整豆乳…100㎖
醤油…小さじ½

1. フライパンに、オリーブオイル、にんにく、玉ねぎ、ズッキーニを入れ、塩をふり、玉ねぎがしんなりするまで炒める。
2. 昆布だしを注ぎ、ふたをして10分ほど煮る。
3. 冷めたら、2回に分けてミキサーでなめらかになるまで攪拌する。
4. フライパンに戻し入れ、豆乳を加えて温め、醤油で味をととのえる。

夏のダイエットにはこれ！中性脂肪を分解する痩せスープ

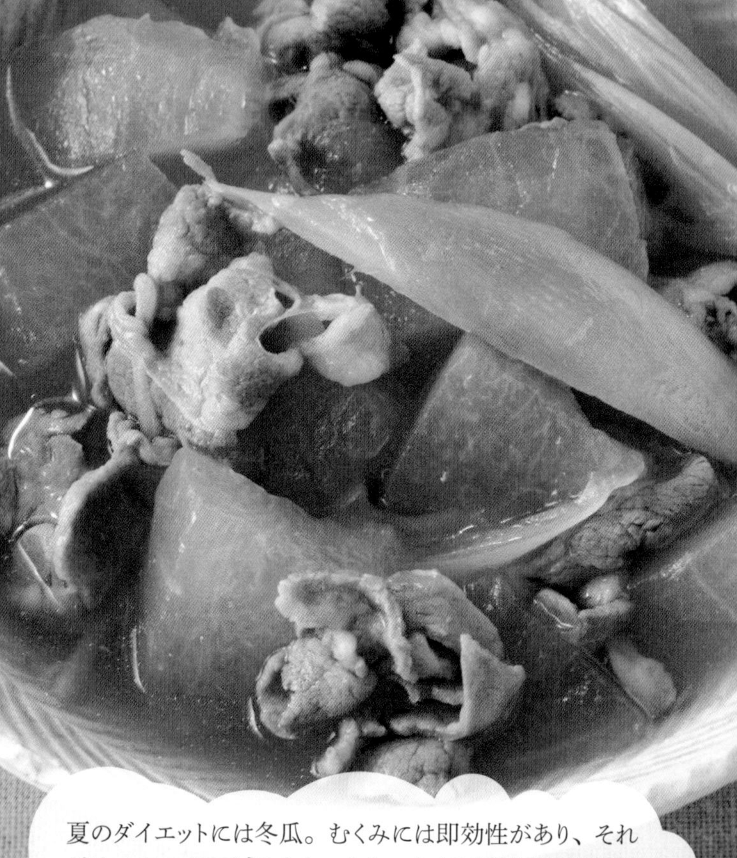

夏のダイエットには冬瓜。むくみには即効性があり、それだけで1～3kg減る人もいます。むくみ対策には夏野菜でも冬瓜がNo.1です。また大豆と同様にサポニンが含まれ、糖が脂肪と合体しないように抑え、脂肪の蓄積を予防。豚肉は疲労や肌の潤いに。みょうがは発汗を促し、血を巡らせ、味のアクセントにもなる影の主役です。

豚肉と冬瓜のとろみスープ

材料（2人前）

オリーブオイル…ひと回し
しょうが…½片 せん切り
にんにく…½片 粗みじん切り
豚こま切れ肉…200g ひと口大
酒…大さじ½
醤油…大さじ½
みりん…大さじ½
冬瓜…200g 皮とワタを除き、乱切り
水…400mℓ
カット昆布…½枚
天日塩…小さじ½
みょうが…2本 縦¼
水溶き片栗粉
（片栗粉を同量の水で溶く）…大さじ1

1. フライパンに、オリーブオイル、しょうが、にんにく、豚肉を入れて炒め、酒、醤油、みりんを加え、豚肉に火が通るまで炒める。冬瓜も加える。
2. 水を注ぎ、昆布、塩を加え、ふたをして20分ほど煮る。
3. みょうがと水溶き片栗粉を加え、さらに1分ほど煮てとろみをつける。

なすの色素に秘密があった！みるみるシミが消えたスープ

＃炎症　＃美白　＃色素沈着　＃気管支炎

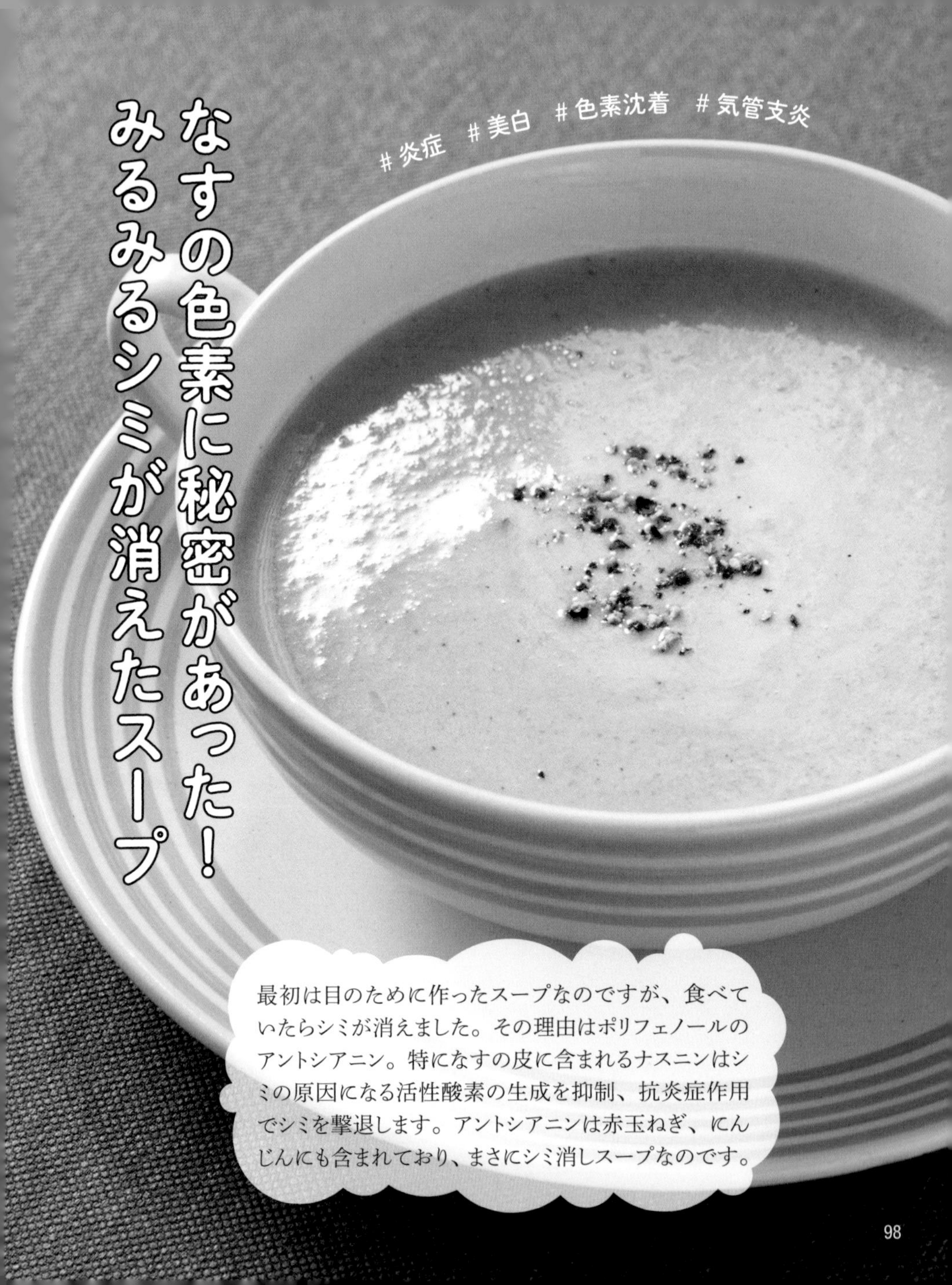

最初は目のために作ったスープなのですが、食べていたらシミが消えました。その理由はポリフェノールのアントシアニン。特になすの皮に含まれるナスニンはシミの原因になる活性酸素の生成を抑制、抗炎症作用でシミを撃退します。アントシアニンは赤玉ねぎ、にんじんにも含まれており、まさにシミ消しスープなのです。

なすとにんじんのポタージュ

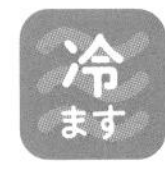

材料（2人前）

オリーブオイル…ひと回し

なす…1本 半月切り

赤玉ねぎ（玉ねぎでもOK）…½個 粗みじん切り

にんじん…3㎝ 薄い半月切り

水…300㎖

天日塩…小さじ½

無調整豆乳…100㎖

こしょう…少々

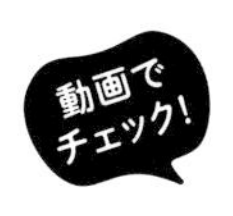

1. フライパンに、オリーブオイル、なす、赤玉ねぎ、にんじんを入れ、しんなりするまで炒める。
2. 水を注ぎ、天日塩を加え、ふたをして5分ほど煮込む。
3. 冷めたら、2回に分けてミキサーでなめらかになるまで撹拌する。
4. フライパンに戻し入れ、豆乳を加えて温める。仕上げにこしょうをふる。

抗酸化野菜で血管をきれいに！
紫外線に負けない肌を作る

なすとトマト、そして玉ねぎも赤を選ぶことで強い抗酸化作用でシミを防ぐスープです。なすを食べると肌のバリア機能がアップ。紫外線から肌を守って、シミ、シワ、たるみを抑制します。トマトは解毒作用があり、血管を若く保ち、ガン予防も。ささみはメチオニンというアミノ酸が豊富で、肝機能を高めて解毒、眼精疲労にも。

#シミ・しわ
#美白
#眼精疲労
#血管

ささみと夏野菜の
さっぱりポン酢スープ

材料（2人前）

オリーブオイル…ひと回し
しょうが…少々 せん切り
なす…1本 5㎜の輪切り
鶏ささみ肉…2本 大きめの斜め切りにして片栗粉をまぶす
水…400㎖
トマト…1個 ざく切り
天日塩…小さじ½
赤玉ねぎ…½個 半分に切り、繊維に直角に薄切り
ポン酢…大さじ1

1. フライパンに、オリーブオイル、しょうが、なすを炒め、なじんだらささみも加えて炒める。
2. 水を注ぎ、トマトと塩を加え、ふたをして3分ほど煮る。
3. 赤玉ねぎを加えて3分ほど煮る。ポン酢を加え、再沸騰したら完成。

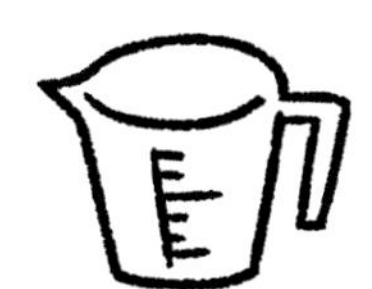

むくみ対策食材をスープに閉じ込め翌朝すっきり、体重が減る！

とうもろこしは、体を動かすのに必要な炭水化物、ビタミンB類、必須脂肪酸のリノール酸、食物繊維などが豊富で、主食にしている国が多いのも頷けます。ひげはむくみや腎臓結石や胆石、しこりなどを予防するので必ず使ってください。えのきともやしも、むくみ対策に。えのきも血流を促して腸内環境を整えるダイエットの味方。

#むくみ　#ダイエット　#腸内環境　#腎臓結石

とろみ卵のコーンスープ

材料（2人前）

オリーブオイル…ひと回し
しょうが…½片 みじん切り
とうもろこし…1本 ひげを食べやすく切り、3 等分に切って実をそぎとる
新玉ねぎ…½個 みじん切り
えのきだけ…100g みじん切り
もやし…½袋 みじん切り
天日塩…小さじ½＋少々
水…500mℓ
水溶き片栗粉（片栗粉を同量の水で溶く）…大さじ1
こしょう…少々
卵…1個

1. フライパンに、オリーブオイル、しょうが、とうもろこしの実、新玉ねぎ、えのき、もやしを入れ、塩をふって炒める。
2. 水を注ぎ、とうもろこしのひげと芯を入れ、ふたをして5分ほど煮る。
3. 水溶き片栗粉を加えて加熱し、味をみて足りなければ塩で味をととのえ、こしょうをふり、溶き卵を少しずつ加えてかきたま状に仕上げる。

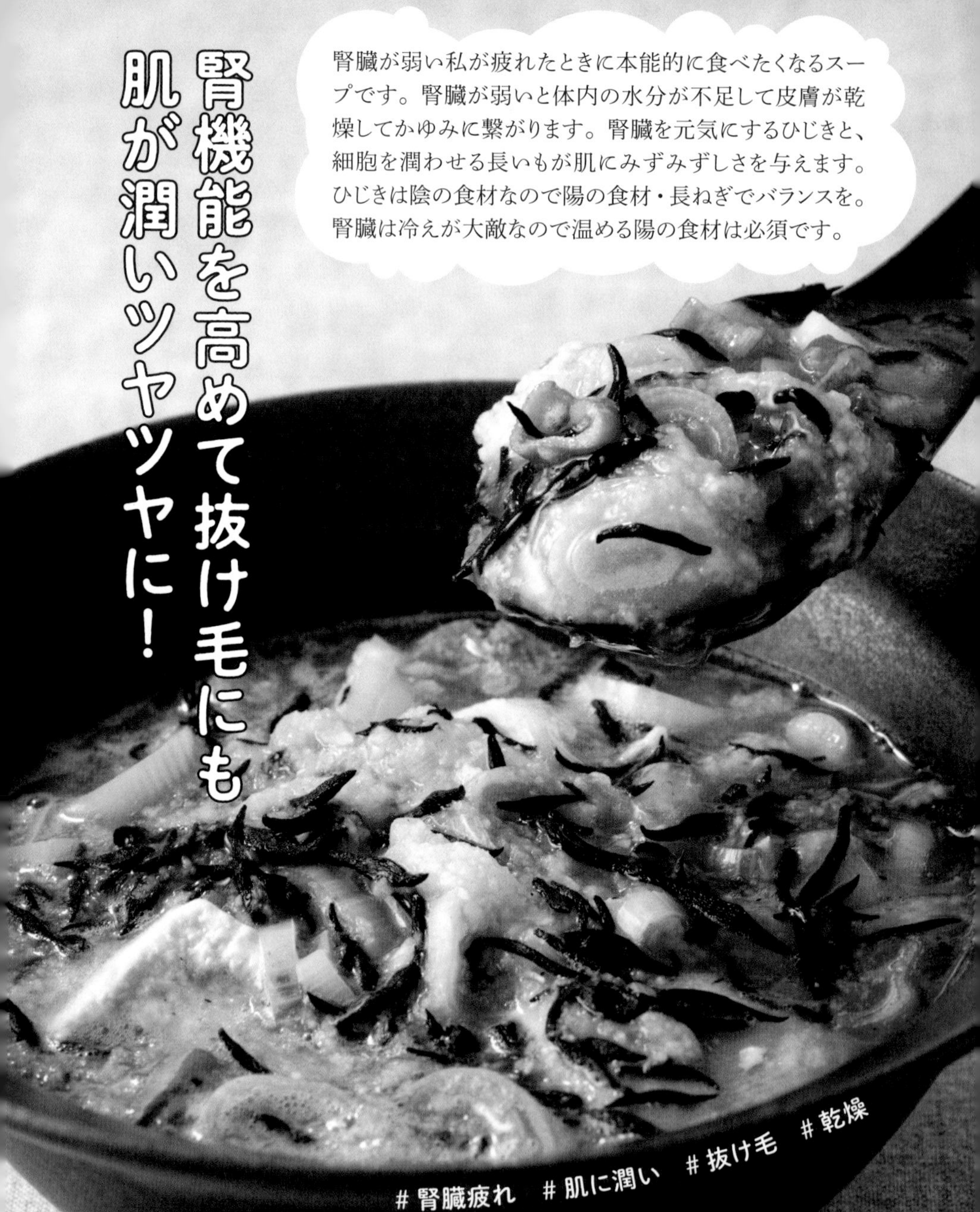

腎機能を高めて抜け毛にも肌が潤いツヤツヤに！

腎臓が弱い私が疲れたときに本能的に食べたくなるスープです。腎臓が弱いと体内の水分が不足して皮膚が乾燥してかゆみに繋がります。腎臓を元気にするひじきと、細胞を潤わせる長いもが肌にみずみずしさを与えます。ひじきは陰の食材なので陽の食材・長ねぎでバランスを。腎臓は冷えが大敵なので温める陽の食材は必須です。

#腎臓疲れ　#肌に潤い　#抜け毛　#乾燥

豆腐とひじきの黒とろろスープ

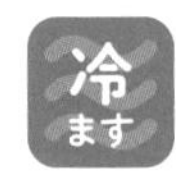

材料（2人前）

昆布だし…300mℓ
木綿豆腐…70g
乾燥ひじき…5g　よく洗って戻す
長ねぎ…1本　小口切り
長いも…200g　すりおろす
しょうが…少々　すりおろす
天日塩…小さじ½
醤油…小さじ2

1. 鍋に、昆布だしを入れて火にかけ、豆腐をスプーンでひと口大にすくって入れ、ひじき、ねぎ、長いも、しょうがを加えて煮始める。
2. 塩と醤油を加えて、軽く煮たら完成。

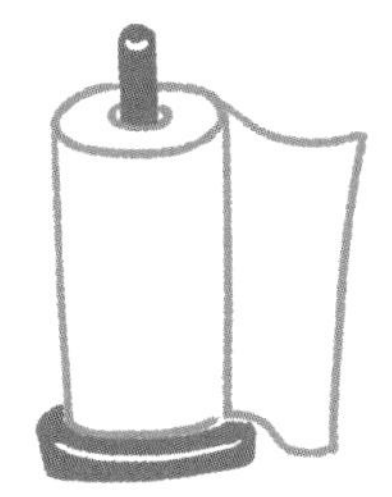

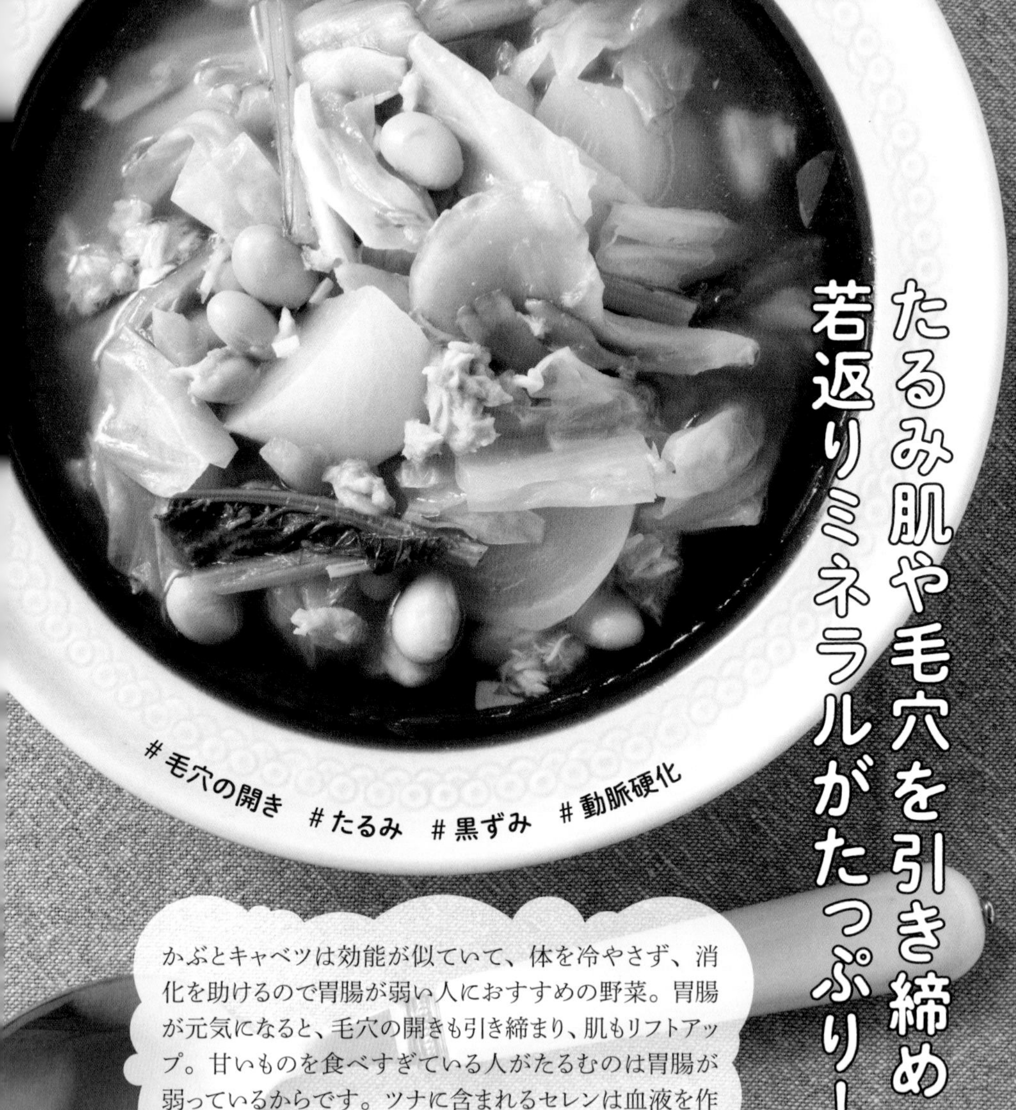

たるみ肌や毛穴を引き締め 若返りミネラルがたっぷり！

かぶとキャベツは効能が似ていて、体を冷やさず、消化を助けるので胃腸が弱い人におすすめの野菜。胃腸が元気になると、毛穴の開きも引き締まり、肌もリフトアップ。甘いものを食べすぎている人がたるむのは胃腸が弱っているからです。ツナに含まれるセレンは血液を作り、神経を修復。鉄や亜鉛も摂ることができます。

ツナとかぶのスープ

材料（2人前）

オリーブオイル…ひと回し
キャベツ…¼個　ざく切り
水…800㎖
かぶ…大1個　葉と茎は刻む。実は皮をむいて8等分
蒸し大豆、または大豆の水煮（レトルト）…100g
まいたけ…½パック　ほぐす
ツナ（レトルト、缶詰）…50g
天日塩…小さじ½

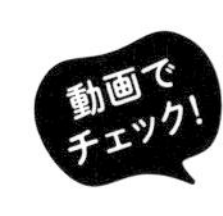

1. フライパンに、オリーブオイルとキャベツを入れ、炒める。
2. 水を注ぎ、かぶの実、大豆、まいたけ、ツナ、天日塩を入れてふたをし、15分ほど煮込む。
3. かぶの葉と茎を入れ、しんなりしたら完成。

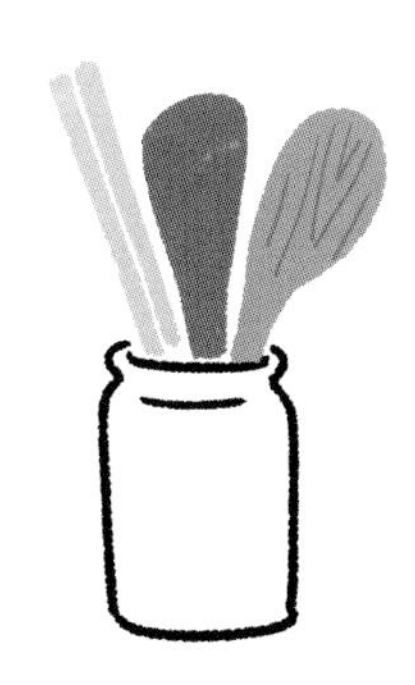

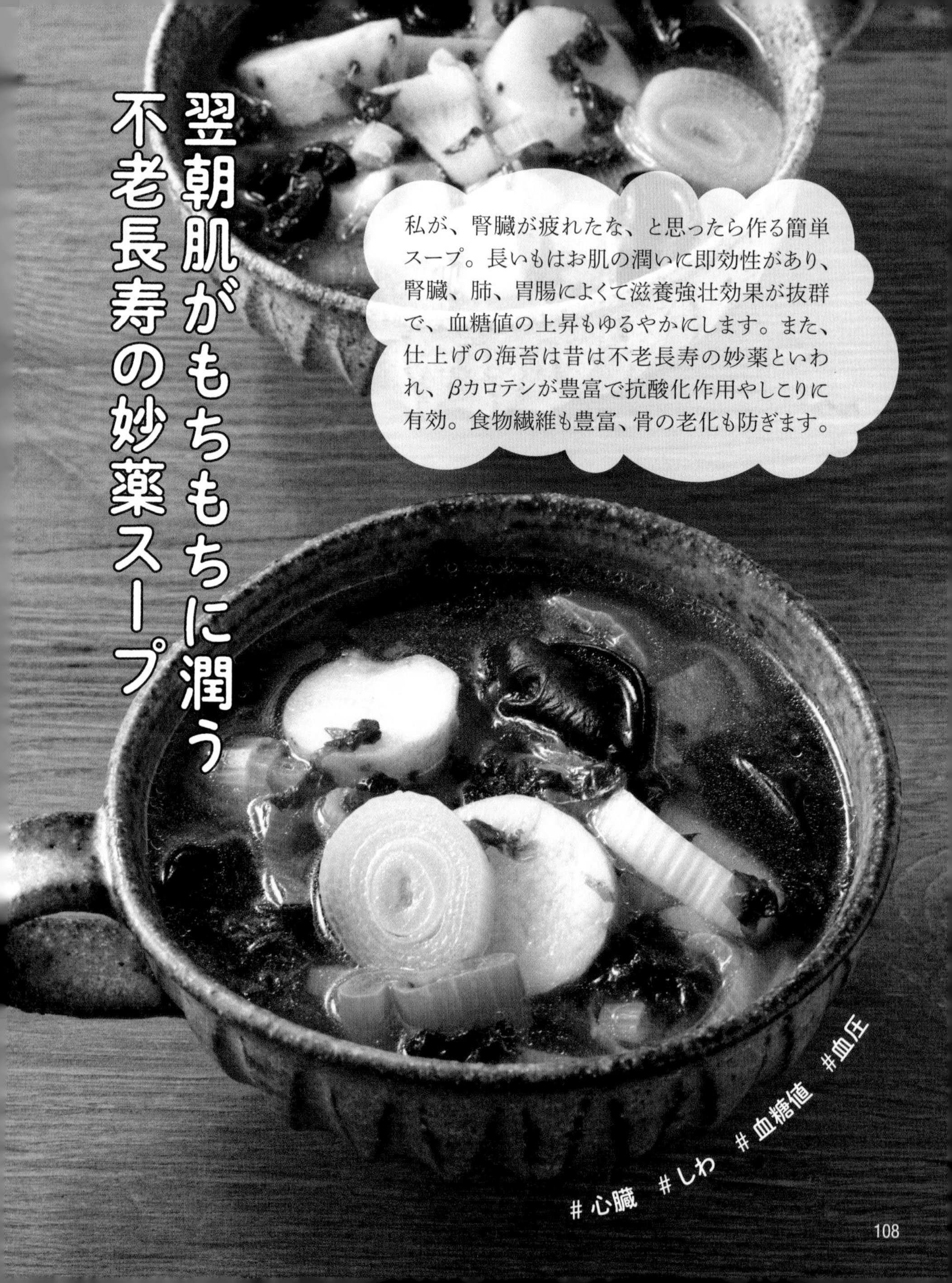

翌朝肌がもちもちに潤う
不老長寿の妙薬スープ

私が、腎臓が疲れたな、と思ったら作る簡単スープ。長いもはお肌の潤いに即効性があり、腎臓、肺、胃腸によくて滋養強壮効果が抜群で、血糖値の上昇もゆるやかにします。また、仕上げの海苔は昔は不老長寿の妙薬といわれ、βカロテンが豊富で抗酸化作用やしこりに有効。食物繊維も豊富、骨の老化も防ぎます。

#心臓 #しわ #血糖値 #血圧

たっぷりねぎと黒きくらげの簡単スープ

材料（2人前）

オリーブオイル…ひと回し
長いも…200g　輪切りにしてラップで覆い、めん棒で叩く
水…400mℓ
長ねぎ…100g　小口切り
しょうが…少々　みじん切り
乾燥黒きくらげ…5g　水で戻す
天日塩…小さじ½
醤油…小さじ1
海苔…適量

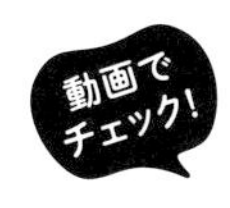

1. フライパンに、オリーブオイルと長いもを入れて炒める。
2. 水を注ぎ、長ねぎ、しょうが、きくらげ、塩、醤油を入れてふたをし、5分ほど煮る。
3. 仕上げに海苔をたっぷり入れ、再沸騰したら完成。

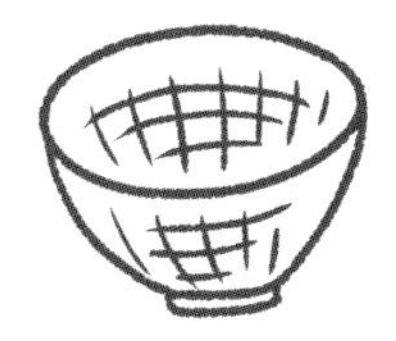

美白・美肌効果のスープは
スマホや老化からの目の不調にも

パプリカは色によって含まれる栄養が違います。黄色のパプリカは目の健康に欠かせないルティンを含んでおり、強力な抗酸化作用も！　油で炒めると吸収率がアップします。また、パプリカのビタミンＰはにんにくと一緒に食べると効果が上がり、肝臓をケア。やはり抗酸化作用の高いトマトやにんじんで、シミ知らずの透明肌に。

#美白
#透明感
#白内障
#肝臓

にんじんとトマトのポタージュ

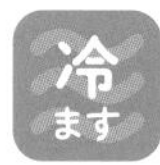

材料（2人前）

オリーブオイル…ひと回し
にんにく…½片 みじん切り
玉ねぎ…½個 繊維に沿って薄切り
にんじん…½本 薄い半月切り
黄色パプリカ…1個 太めのせん切り
トマト…½個 ざく切り
水…400㎖
天日塩…小さじ½
こしょう…少々

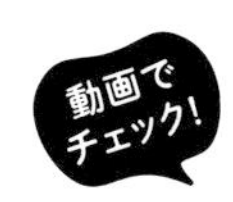

1. フライパンに、オリーブオイル、にんにく、玉ねぎ、にんじん、パプリカ、トマトを入れて炒める。
2. 水を注ぎ、塩を加え、ふたをして中火で6分ほど煮る。
3. 冷めたら、2回に分けてミキサーでなめらかになるまで攪拌する。
4. フライパンに戻し入れて温める。仕上げにこしょうをふる。

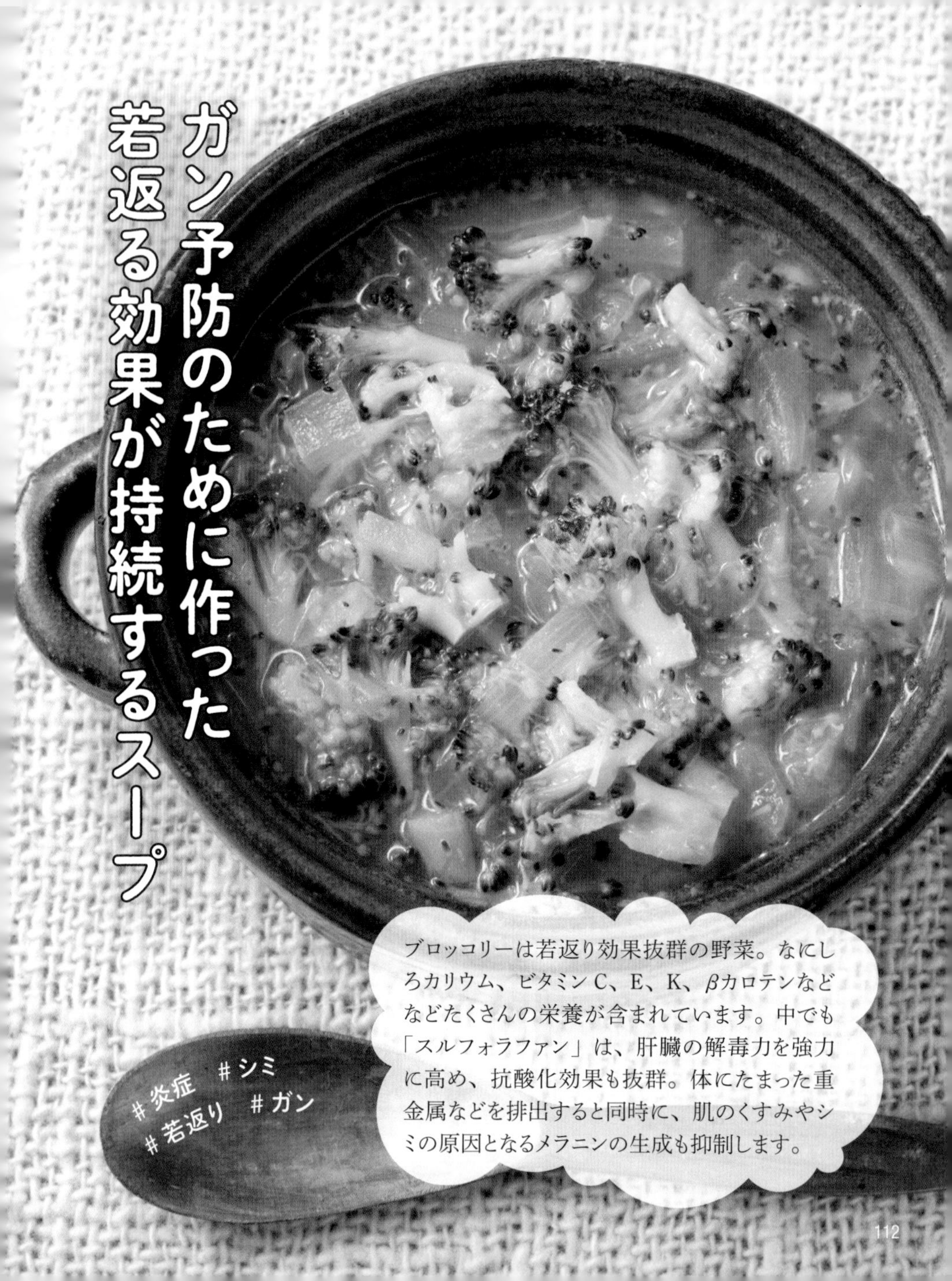

ガン予防のために作った若返る効果が持続するスープ

ブロッコリーは若返り効果抜群の野菜。なにしろカリウム、ビタミンC、E、K、βカロテンなどなどたくさんの栄養が含まれています。中でも「スルフォラファン」は、肝臓の解毒力を強力に高め、抗酸化効果も抜群。体にたまった重金属などを排出すると同時に、肌のくすみやシミの原因となるメラニンの生成も抑制します。

#炎症 #シミ
#若返り #ガン

ブロッコリーとにんにくのスープ

材料（2人前）

オリーブオイル…ひと回し＋少々
にんにく…1片 薄切り
玉ねぎ…½個 粗みじん切り
ブロッコリー…½個 小房に分け、茎は粗みじん切り
水…400mℓ
天日塩…小さじ½
白味噌…あれば小さじ1

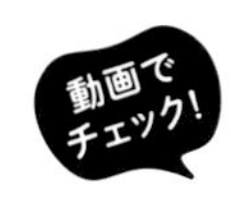

1 フライパンに、オリーブオイルひと回し、にんにく、玉ねぎを入れて炒める。ブロッコリーの茎を加えて炒め、なじんだら房も加えて炒める。

2 水を注ぎ、塩を加え、ふたをして弱めの中火で10分ほど煮込む。

3 味噌を溶き入れ、ブロッコリーを好みの粗さにつぶしながら煮る。仕上げにオリーブオイルをたらす。

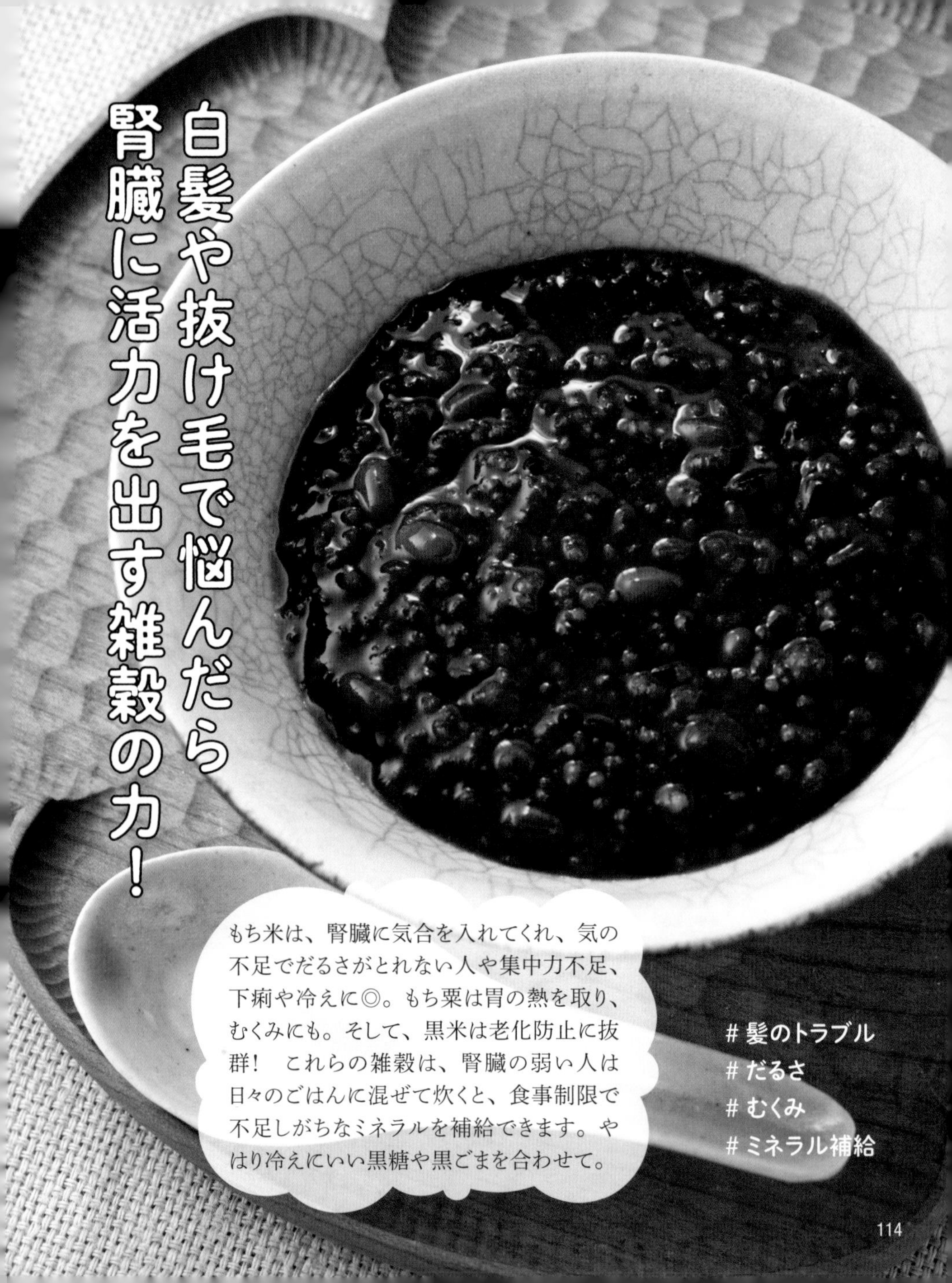

白髪や抜け毛で悩んだら腎臓に活力を出す雑穀の力！

もち米は、腎臓に気合を入れてくれ、気の不足でだるさがとれない人や集中力不足、下痢や冷えに◎。もち粟は胃の熱を取り、むくみにも。そして、黒米は老化防止に抜群！　これらの雑穀は、腎臓の弱い人は日々のごはんに混ぜて炊くと、食事制限で不足しがちなミネラルを補給できます。やはり冷えにいい黒糖や黒ごまを合わせて。

#髪のトラブル
#だるさ
#むくみ
#ミネラル補給

雑穀粥（がゆ） 黒糖と黒ごま風味

材料（2人前）

もち粟…大さじ1
もち米…大さじ1
もち黒米…大さじ1
乾燥小豆…大さじ½
カット昆布…少々
水…500mℓ
天日塩…小さじ½
黒糖…小さじ1～大さじ1
黒すりごま…大さじ1

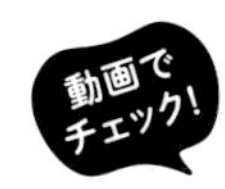

1. 鍋に、もち粟、もち米、もち黒米、小豆、昆布、水を入れて火にかける。
2. 沸騰したら弱火にして、ふたをせずに30分ほどことこと煮る。焦げつかないように途中何度か混ぜる。
3. 水が3分の2くらいになってとろりとしたら火を止め、ふたをして30分ほど蒸らす。
4. 塩、黒糖、すりごまを加え、ひと混ぜする。

column

みんながリピートした「シミを除去！　赤の保存食」

赤い野菜を使ったシミ消し保存食です。まずは赤パプリカ。野菜の中でもトップクラスの抗酸化力を持ち、特にパプリカに多い「キサントヒル」という成分が抗酸化力が高く、抗ガン、抗肥満作用にも注目が集まっています。トマト、にんじんの美白パワーはご存じの通り。βカロテンは油と一緒に食べると吸収力が上がるので、オリーブオイルを多めに使ってください。

紫外線だけでなく、ストレスから肝臓が弱ってシミができていることも。そんなときにもこのマリネを毎食の前にスプーン1杯。小腹が空いたときや、おやつにも。実は納豆に混ぜたり、肉・魚料理のソースにするなど、いろいろ使えて便利です。

材料（5日分）

オリーブオイル…大さじ3
にんじん…½本　みじん切り
赤パプリカ…1個　1cm角
トマト…大1個　1cm角
天日塩、こしょう…各少々
黒酢…大さじ1

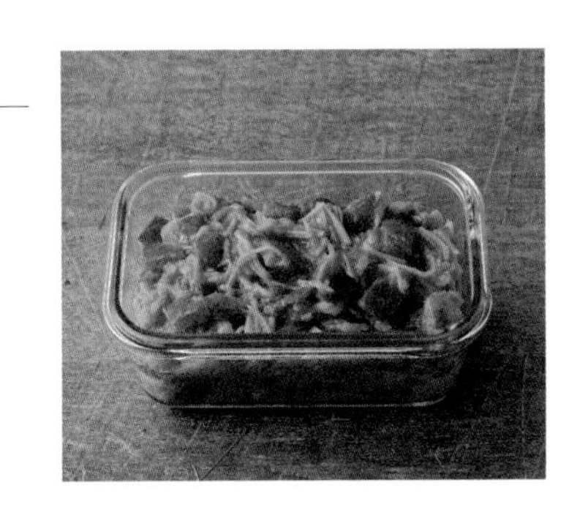

1. フライパンにオリーブオイル大さじ1、にんじん、パプリカを入れてしんなりするまで炒める。
2. トマトを加えてさらに炒め、とろっとしてきたら塩で味をととのえる。
3. 残りのオリーブオイル、黒酢、味をみて薄ければ塩、好みでこしょうを加えて炒め合わせる。

Part 5

お悩み解決スープ

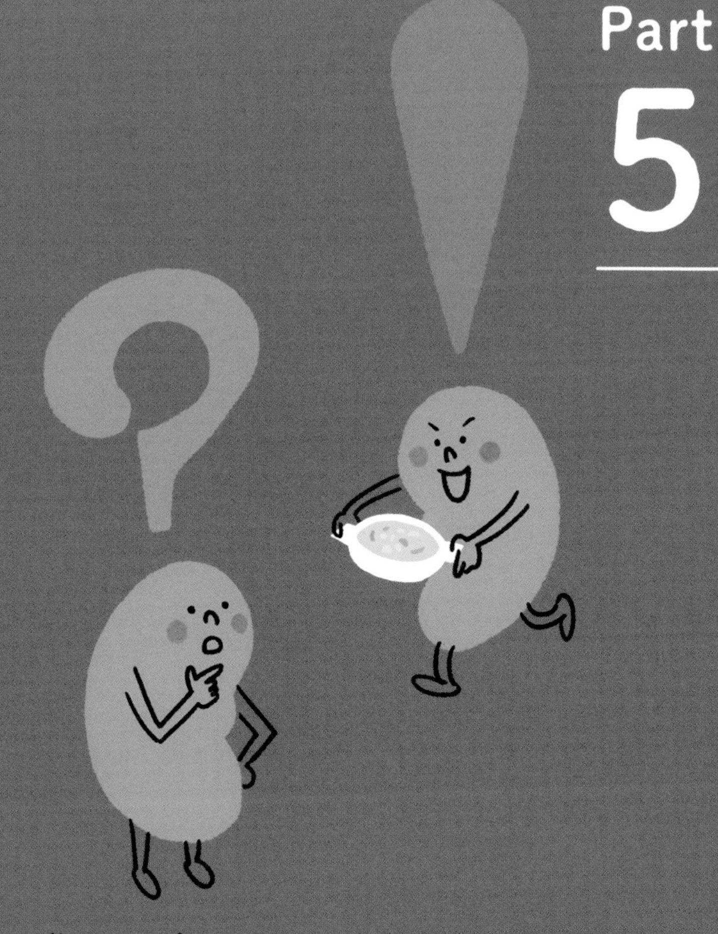

私のレシピはYouTubeを見てくれた方からのリクエストや、実際に相談を受けて、その悩みを解決するためのスープを作ってきました。気血水のバランスや腎臓を元気にする食材をベースにさまざまな不調に合わせて作ったスープをご紹介します。

牛ミンチとチンゲン菜、海苔のすましスープ

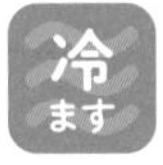

材料（2人前）

オリーブオイル…ひと回し
牛ひき肉…100g
しょうが…少々（好みで多めでも） みじん切り
酒…大さじ1
醤油…大さじ1と½
みりん…大さじ1
小松菜…½束 3㎝幅
天日塩…小さじ¼
水…400mℓ
海苔…適量

1 鍋に、オリーブオイル、牛ひき肉、しょうがを入れて炒める。酒、醤油、みりんを加えて炒める。

2 小松菜の茎、葉を順に加えて炒め、塩をふる。

3 水を注ぎ、沸騰したらアクを除く。海苔を加えて完成。

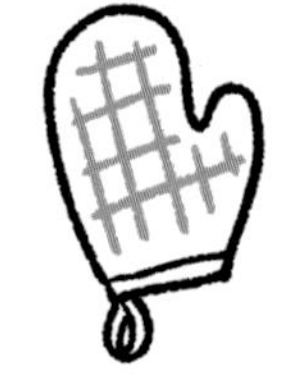

足腰の強化には牛肉！骨粗しょう症予防のスープ

骨量は20代をピークに減少。それには牛肉です。鉄分が豊富で気血を養い、足先の冷えにも効果的です。東洋医学で骨と腎臓は密接な関係にあり、腎臓を強くすることで骨も強くなります。小松菜にはカルシウムが、海苔はビタミンKが多く、どちらも骨の形成を助けるもの。海苔はしこりや腫瘍、記憶力にも役立つのでおすすめ。

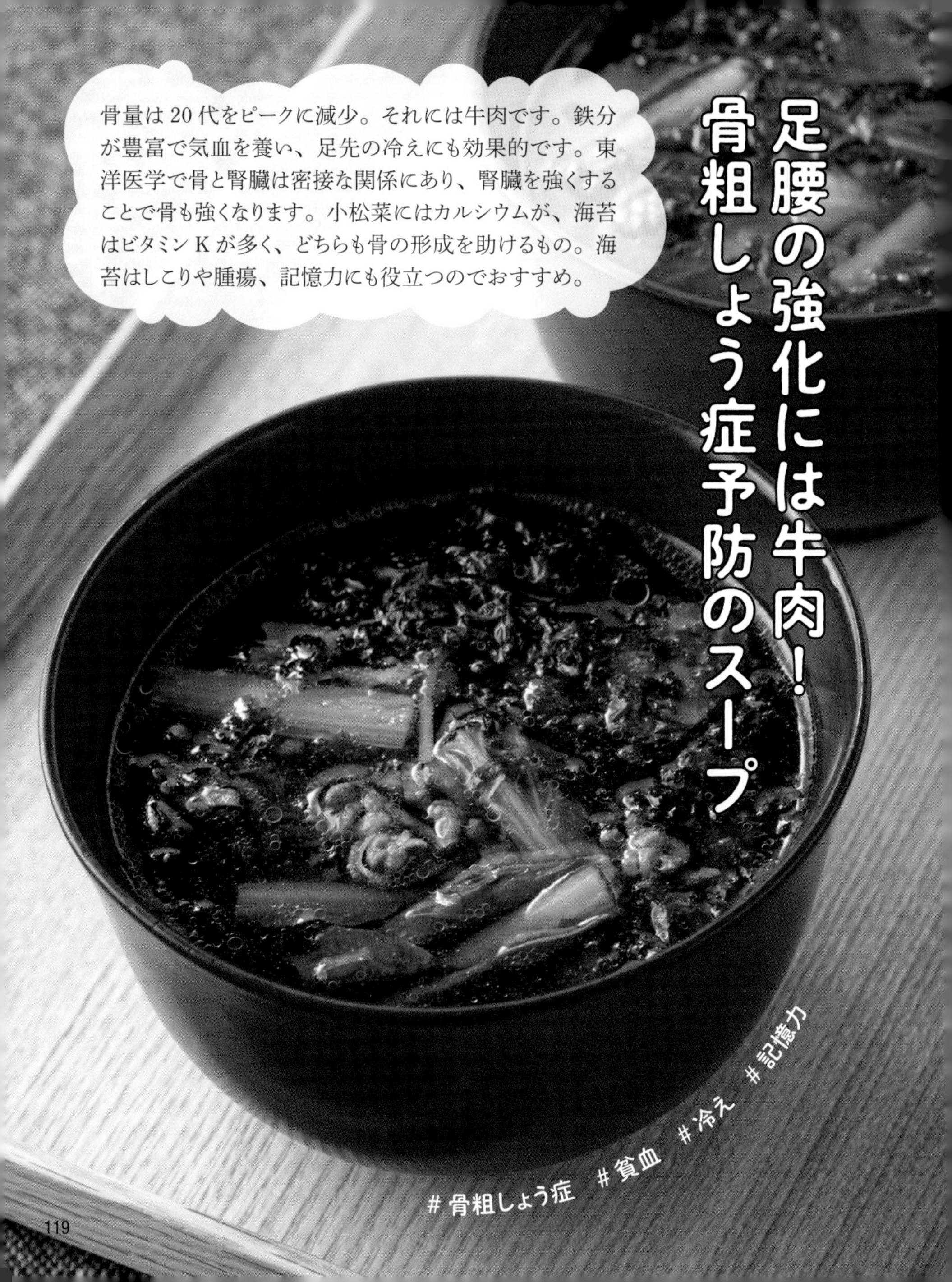

#骨粗しょう症 #貧血 #冷え #記憶力

マッシュルームと黒豆の甘酒ポタージュ

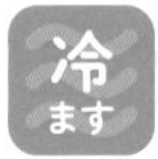

材料（2人前）

オリーブオイル…ひと回し
しょうが…少々 みじん切り
玉ねぎ…½個 繊維に垂直に薄切り
ブラウンマッシュルーム…小10粒 薄切り
天日塩…ひとつまみ
水…200mℓ
蒸し黒豆（レトルト）…1パック
甘酒（または無調整豆乳）…125mℓ
醤油…小さじ½

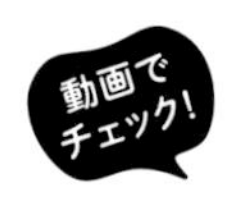

1. フライパンに、オリーブオイル、しょうが、玉ねぎ、マッシュルームを入れ、塩をふり、しんなりするまで数分、しっかり炒める。
2. 水を注ぎ、蒸し黒豆を加え、ふたをして10分ほど煮る。
3. 冷めたら、2回に分けてミキサーでなめらかになるまで撹拌する。
4. フライパンに戻し入れて、甘酒と醤油を加えて温める。

冷凍保存して毎日少しずつ飲みたい 腎臓を補う〝サプリポタージュ〟

小分けして冷凍保存、毎日少しずつ飲んで腎臓を強くするためのポタージュです。主役はマッシュルーム。腎臓が弱り、体力低下、目や耳の不調、情緒不安などの問題が出ている人は、気を補い、腎臓を安定させます。免疫や美肌、そしてきのこなのでガン予防にも。甘酒は糖質が多く高カロリーで体質を選ぶため、甘酒だけを飲むのは避けます。

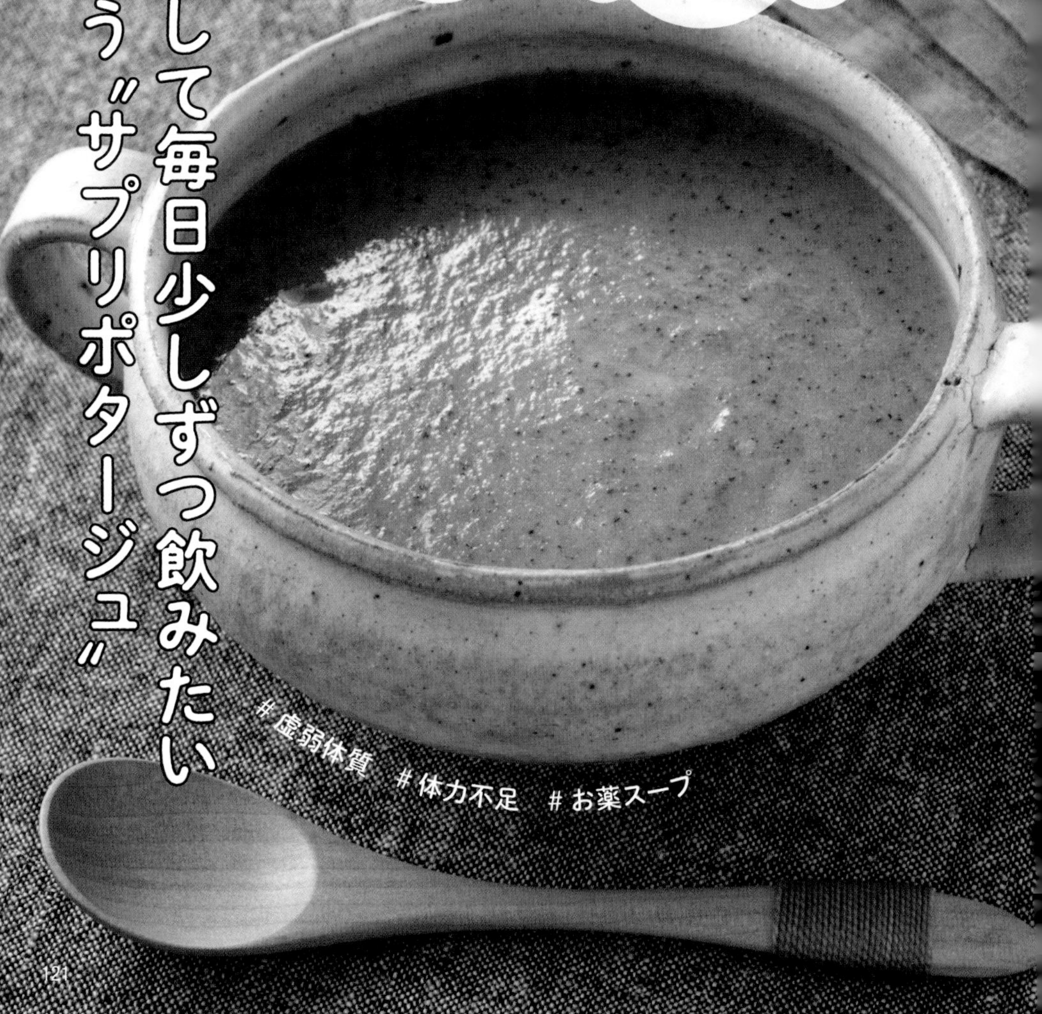

#虚弱体質 #体力不足 #お薬スープ

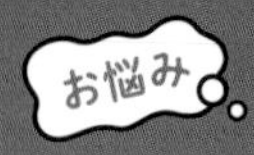

ささみと甘唐辛子、豆腐の梅干しスープ

材料（2人前）

水…500mℓ
しょうが…少々 細切り
甘唐辛子…大2本 へたを落とし、厚めの斜め切り
鶏ささみ肉…2本 フォークで穴をあけ、酒をふり、電子レンジで2分加熱し、ほぐす
天日塩…小さじ¼
絹豆腐…150g
醤油…大さじ½
梅干し…1個

1. 鍋に、水、しょうが、甘唐辛子、ささみ、塩を入れ、豆腐をスプーンでひと口大にすくって入れて中火にかけ、煮始める。
2. 醤油を加え、ふたをして5分ほど煮る。
3. 梅干しを加え、少し煮てやわらかくなったらほぐし、種を除く。

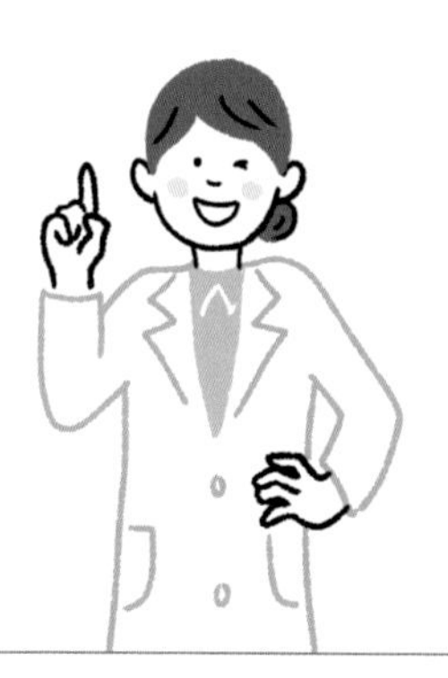

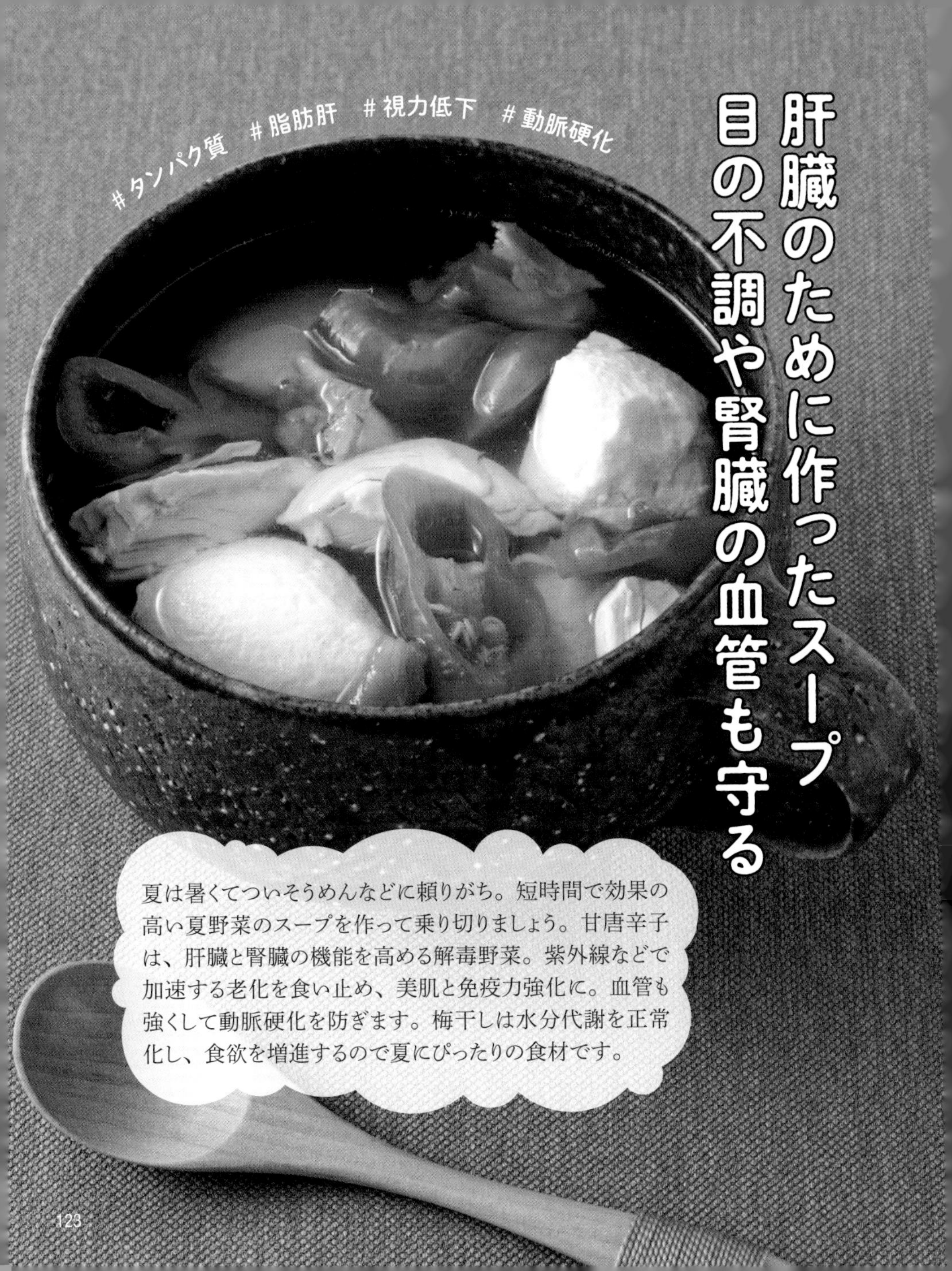

肝臓のために作ったスープ 目の不調や腎臓の血管も守る

#タンパク質　#脂肪肝　#視力低下　#動脈硬化

夏は暑くてついそうめんなどに頼りがち。短時間で効果の高い夏野菜のスープを作って乗り切りましょう。甘唐辛子は、肝臓と腎臓の機能を高める解毒野菜。紫外線などで加速する老化を食い止め、美肌と免疫力強化に。血管も強くして動脈硬化を防ぎます。梅干しは水分代謝を正常化し、食欲を増進するので夏にぴったりの食材です。

牛肉とセロリ、わかめの韓国風スープ

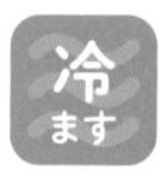

材料（2人前）

ごま油…ひと回し
にんにく…½片 みじん切り
しょうが…½片 みじん切り
赤玉ねぎ（または玉ねぎ）…½個
繊維に垂直に薄切り
セロリ…½本
茎は斜め切り、葉はざく切り
牛こま切れ肉…300g
ひと口大に切り、天日塩とこしょうをふる
天日塩…小さじ¼

水…400mℓ
酒…大さじ1
醤油…大さじ1
生わかめ（または乾燥わかめを戻す）
…100g ひと口大
黒すりごま…適量

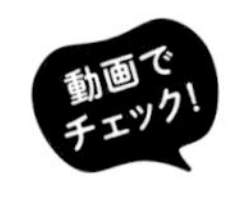

1. フライパンに、ごま油、にんにく、しょうが、玉ねぎ、セロリの茎を入れて炒める。野菜を端に寄せ、牛肉を入れ、塩をふって炒め合わせる。
2. 水、酒、醤油を加えて軽く煮込み、アクが出たら除く。セロリの葉、わかめを加え、ふたをして弱火で8分ほど煮込む。
3. 仕上げにすりごまをふる。

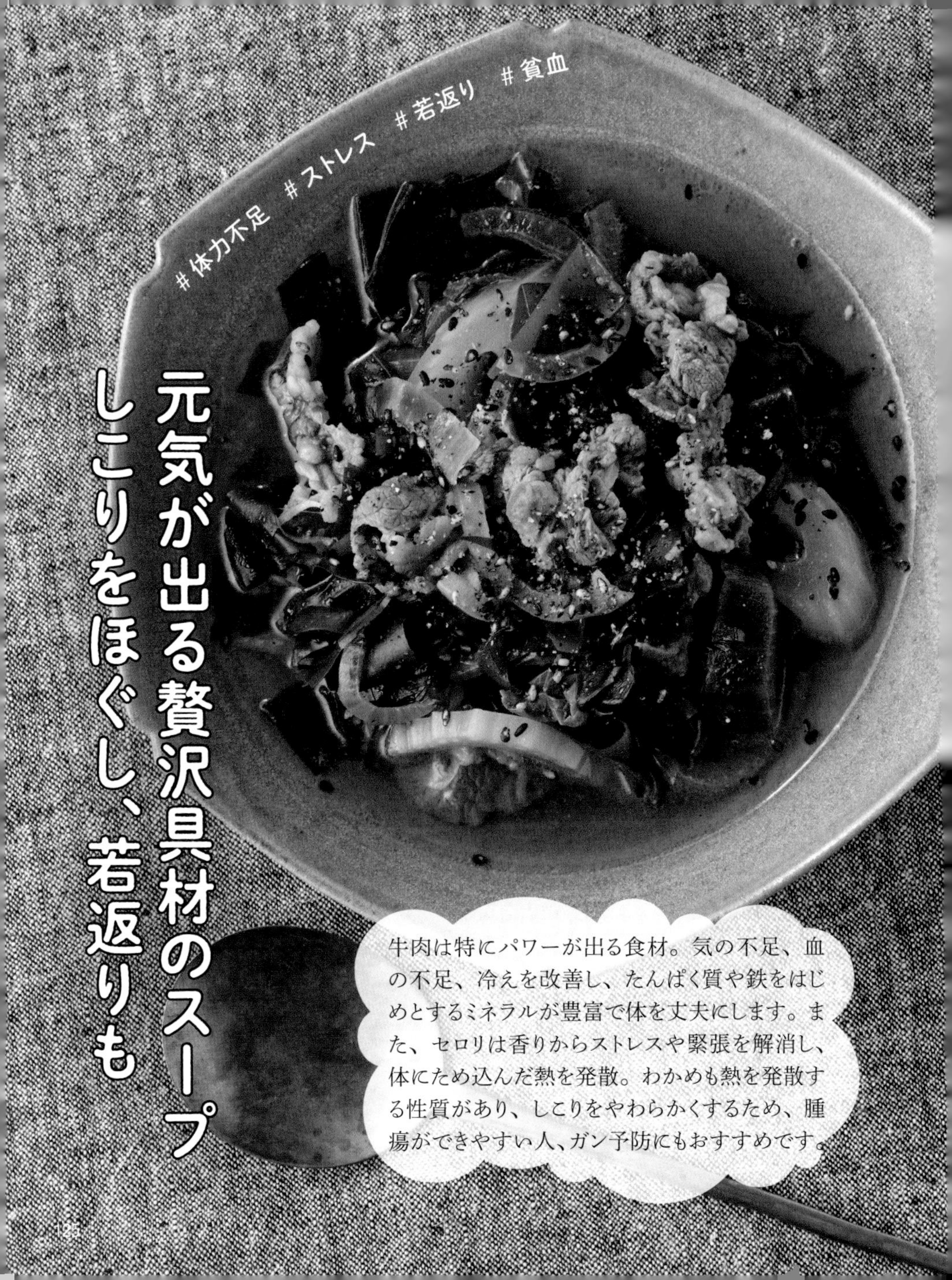

＃体力不足　＃ストレス　＃若返り　＃貧血

元気が出る贅沢具材のスープ しこりをほぐし、若返りも

牛肉は特にパワーが出る食材。気の不足、血の不足、冷えを改善し、たんぱく質や鉄をはじめとするミネラルが豊富で体を丈夫にします。また、セロリは香りからストレスや緊張を解消し、体にため込んだ熱を発散。わかめも熱を発散する性質があり、しこりをやわらかくするため、腫瘍ができやすい人、ガン予防にもおすすめです。

お悩み たんぱく質制限でお肉を食べるのが怖い

鶏肉と白菜のあっさり癒やしスープ

材料（2人前）

オリーブオイル…ひと回し
にんにく…½片 薄切り
まいたけ…½パック ほぐす
白菜…⅛個 幅4cmに切る
天日塩…小さじ½＋少々
鶏むね肉、もも肉…各100g ひと口大に切り片栗粉をまぶす
水…400mℓ
こしょう…少々

1. フライパンに、オリーブオイル、にんにく、まいたけ、白菜の芯を入れ、塩をふって炒める。
2. 水を注ぎ、鶏肉と白菜の葉を加え、ふたをして弱火で10分煮込む。
3. 味をみて足りなければ塩で味をととのえ、こしょうをふる。

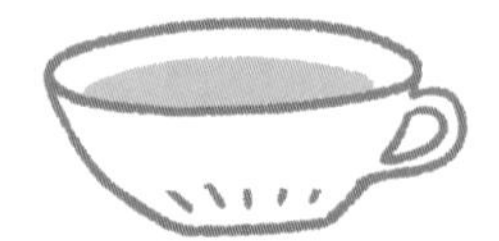

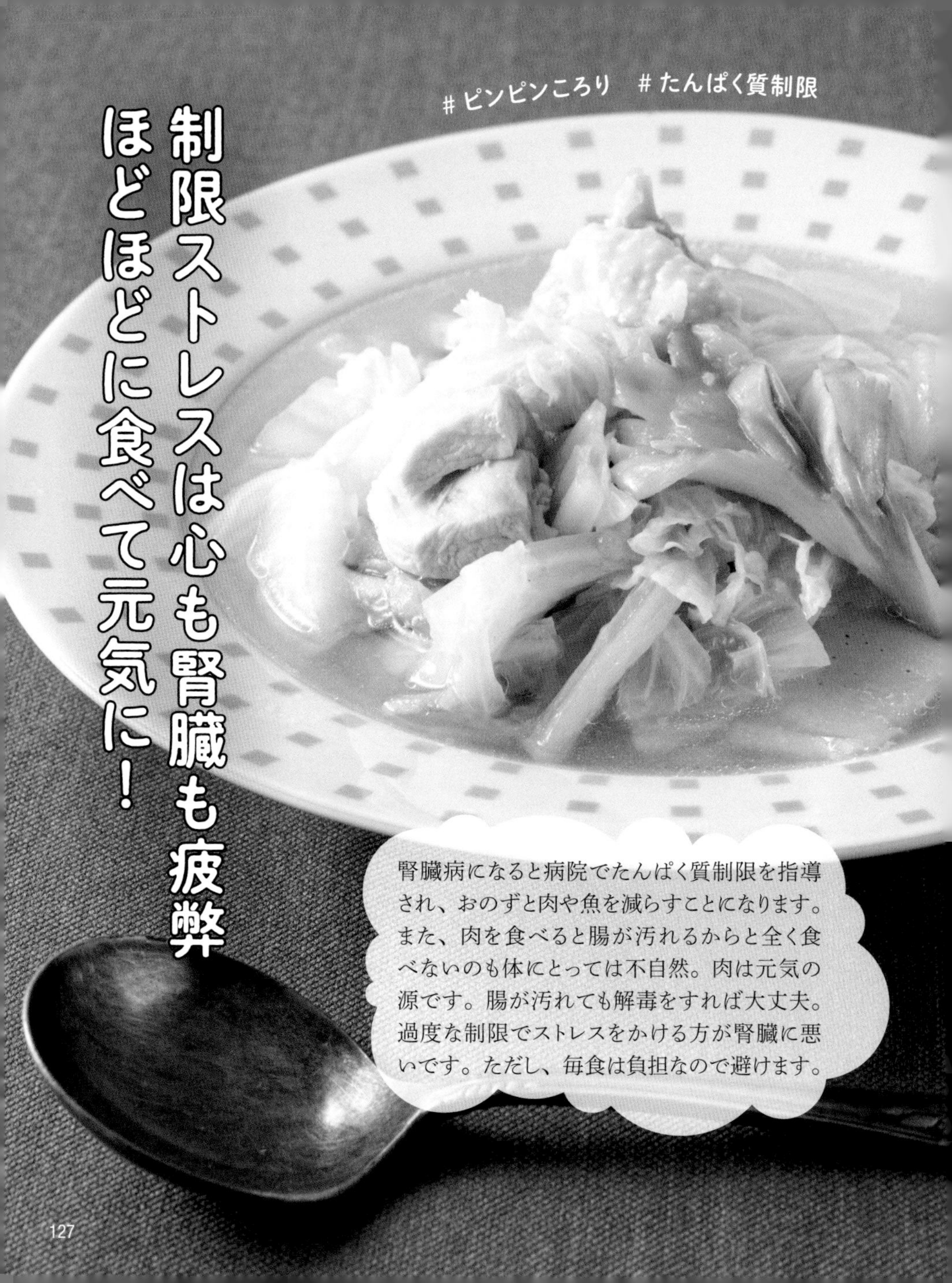

#ピンピンころり　#たんぱく質制限

制限ストレスは心も腎臓も疲弊 ほどほどに食べて元気に！

腎臓病になると病院でたんぱく質制限を指導され、おのずと肉や魚を減らすことになります。また、肉を食べると腸が汚れるからと全く食べないのも体にとっては不自然。肉は元気の源です。腸が汚れても解毒をすれば大丈夫。過度な制限でストレスをかける方が腎臓に悪いです。ただし、毎食は負担なので避けます。

かぼちゃと根菜、みぞれの香りスープ

材料（2人前）

- 昆布だし…400㎖
- しょうが…½片 せん切り
- れんこん…100g 半月切り
- かぼちゃ…100g 粗みじん切り
- 金時にんじん（またはにんじん）…⅓本 薄い半月切り
- 白まいたけ…½パック ほぐす
- 長ねぎ…½本 棒状に切る
- 蒸し大豆、または大豆の水煮（レトルト）…1パック
- 天日塩…小さじ½
- 赤味噌・白味噌…計大さじ1
- 大根おろし…2㎝分
- ゆずの皮…少々 すりおろし

1. 鍋に、昆布だし、しょうが、れんこん、かぼちゃ、にんじん、白まいたけ、長ねぎ、大豆を入れて火にかけ、ふたをして10分ほど煮る。
2. 塩を加え、味噌を溶き入れる。
3. 大根おろしを加えて軽く煮る。ゆずの皮をちらす。

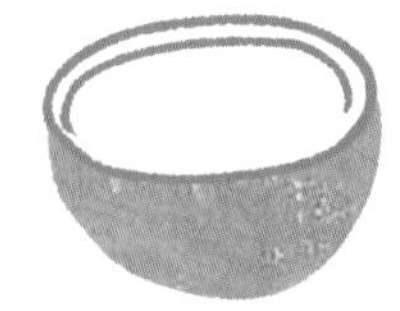

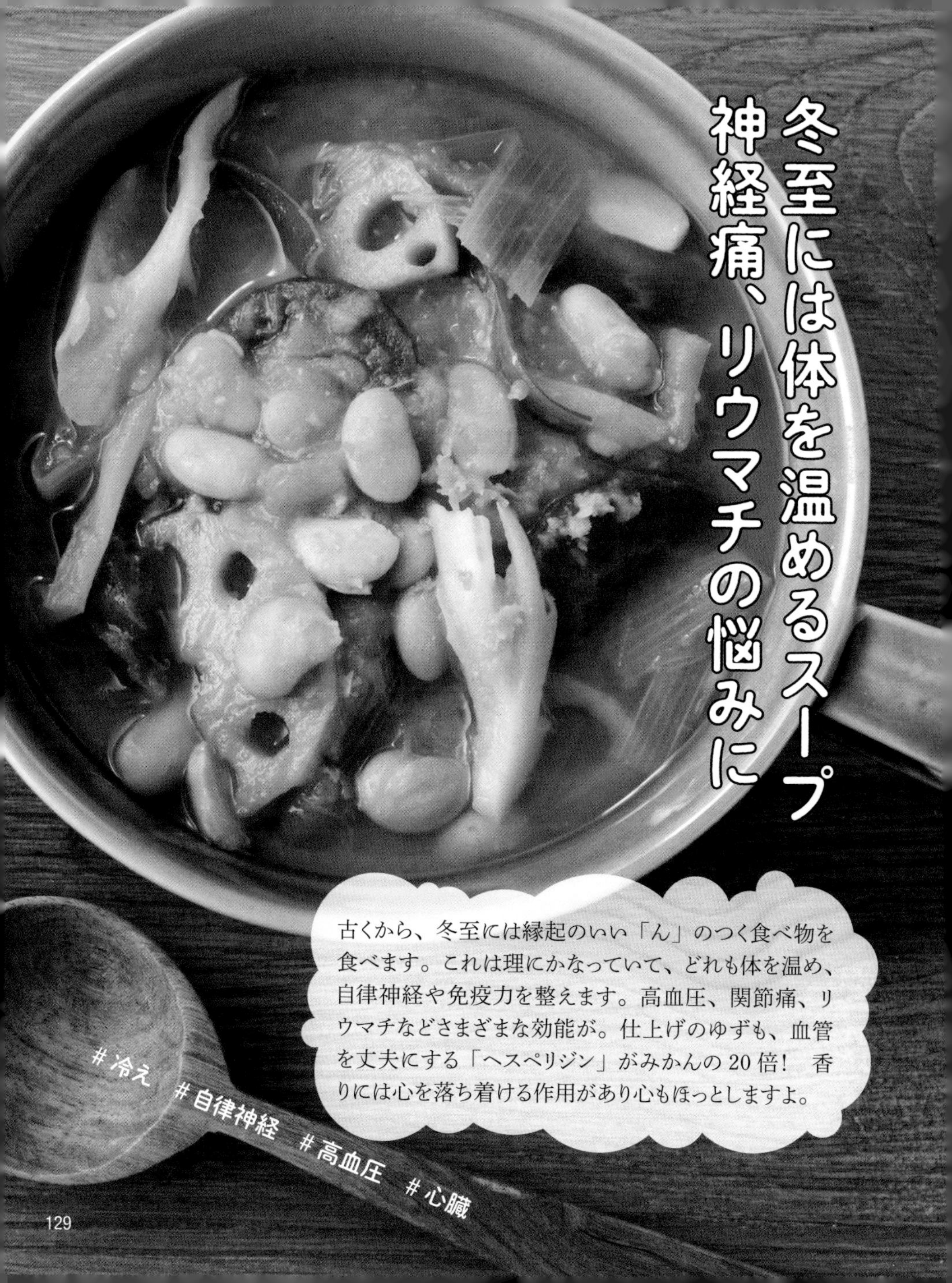

冬至には体を温めるスープ
神経痛、リウマチの悩みに

古くから、冬至には縁起のいい「ん」のつく食べ物を食べます。これは理にかなっていて、どれも体を温め、自律神経や免疫力を整えます。高血圧、関節痛、リウマチなどさまざまな効能が。仕上げのゆずも、血管を丈夫にする「ヘスペリジン」がみかんの20倍！　香りには心を落ち着ける作用があり心もほっとしますよ。

冷え　# 自律神経　# 高血圧　# 心臓

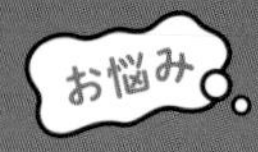

腰痛にいいスープを教えてほしい！

えびとなすの豆乳カレースープ

材料（2人前）

オリーブオイル…ひと回し
しょうが…少々 みじん切り
なす…1本 半月切り
赤パプリカ…½個 縦半分に切って種を除き、細切り
マッシュルーム…小1パック 縦半分に切る
にんじん…¼ 短冊切り
天日塩…小さじ½
むきえび…100g 塩と酒をまぶす
水…300mℓ
木綿豆腐…85g
味噌…大さじ1
カレー粉…大さじ1
無調整豆乳…200mℓ
黒すりごま…少々

1. フライパンに、オリーブオイル、しょうが、なす、パプリカ、マッシュルーム、にんじんを入れ、塩をふって炒める。全体がしんなりしたらえびを加えて炒め合わせる。
2. 水を注ぎ、豆腐をスプーンでひと口大にすくって加え、味噌を溶き入れる。ふたをして3分ほど煮る。
3. カレー粉を加えてさっと煮る。弱火にして豆乳を加え、やさしく混ぜながら1分ほど煮る。仕上げにすりごまをふる。

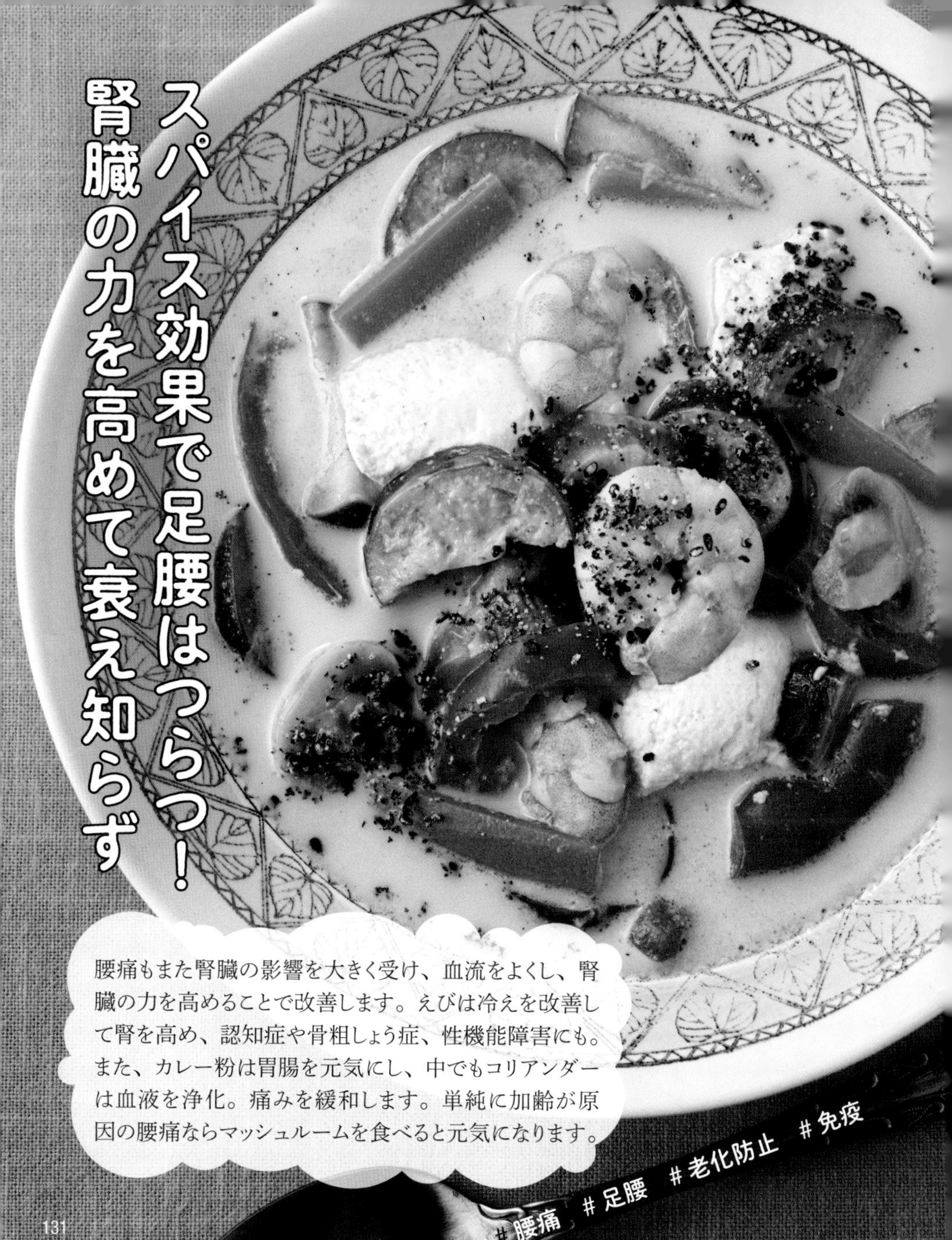

腎臓の力を高めて衰え知らず スパイス効果で足腰はつらつ！

腰痛もまた腎臓の影響を大きく受け、血流をよくし、腎臓の力を高めることで改善します。えびは冷えを改善して腎を高め、認知症や骨粗しょう症、性機能障害にも。また、カレー粉は胃腸を元気にし、中でもコリアンダーは血液を浄化。痛みを緩和します。単純に加齢が原因の腰痛ならマッシュルームを食べると元気になります。

#腰痛 #足腰 #老化防止 #免疫

里いもとエリンギの味噌煮込みスープ

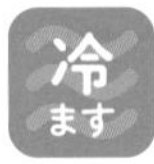

材料（2人前）

オリーブオイル…ひと回し
しょうが…½片 みじん切り
里いも…1袋
たわしで皮をこすり、節を除いて大きめのひと口大
エリンギ…1本 ひと口大
水…400mℓ
カット昆布…1枚
玉こんにゃく…8個
天日塩…小さじ½
酒…大さじ1
醤油…大さじ1
みりん（または黒糖）…大さじ1
長ねぎ…1本
青い部分も含め厚さ2cmに切る
味噌…小さじ½
酒粕…大さじ½
七味唐辛子…好みで少々

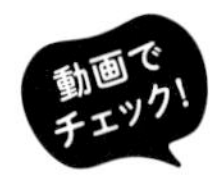

1. フライパンに、オリーブオイル、しょうが、里いも、エリンギを入れて炒める。
2. 水を注ぎ、昆布、こんにゃく、塩、酒、醤油、みりんを入れ、ふたをして10分ほど煮る。
3. 途中でねぎを加え、味噌と酒粕を溶き入れ、ふたをして10分ほど煮る。仕上げに七味唐辛子をふる。食べるときは里いもの皮は除く。

腫瘍やしこりを散らす食材で子宮の悩みや炎症を抑える

しこりの原因は、血液がドロドロになって塊ができ、腫瘍化すること。子宮筋腫などの婦人病から、肩こりも同じ原因です。このスープは炎症と腫れ物にいい食材ばかりを使用。味噌だけでなく酒粕も入れることで血を巡らせ、血の塊ができるのを防ぎます。栄養価が高く、睡眠の質を高めたり便秘を改善したりする効果にも期待できそう。

#子宮　#炎症　#腫れ物　#胃腸

ニラと大豆の中華風あんかけスープ

材料（2人前）

オリーブオイル…ひと回し
にんにく…½片 みじん切り
しょうが…½片 みじん切り
玉ねぎ…½個 1cm角
にんじん…½本 みじん切り
ニラ…1束 1cm幅
えのきだけ…100g 根元を落とし2cm幅
天日塩…小さじ½
水…500mℓ
蒸し大豆、または大豆の水煮（レトルト）…100g 粗みじん切り
味噌…小さじ1
酒…大さじ1
水溶き片栗粉
（片栗粉を同量の水で溶く）
…大さじ1
卵…1個
ごま油…少々
ラー油…少々
こしょう…適量

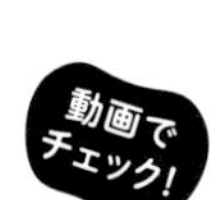

1. フライパンに、オリーブオイル、にんにく、しょうが、玉ねぎ、にんじん、ニラのかたい部分、えのきを順に入れ、塩をふり、えのきがしんなりするまで炒める。
2. 水を注ぎ、ふたをして10分ほど煮る。
3. 大豆と残りのニラを加えて混ぜ、味噌を溶き入れ、酒を加える。
4. 水溶き片栗粉を加えてとろみをつけ、溶き卵を2回に分けて加え、かきたま状に仕上げる。仕上げにごま油、ラー油、こしょうをふる。

女性ホルモンを整える万能野菜で月経、更年期の辛さを緩和

月経不順や、貧血、不妊に更年期症状と女性にはさまざまな不調がつきまといます。ニラをたっぷり使ったスープは腎臓の働きを強めて体を温め、独特の香り成分の硫化アリルは血をきれいにし、動脈硬化や認知症予防にも。えのきは余分な熱を除き、不妊症にいいとされています。おいしい中華風味でほっとした時間を過ごしましょう。

#イライラ不安 #更年期 #月経 #活力

具だくさんの酸辣湯(サンラータン)風

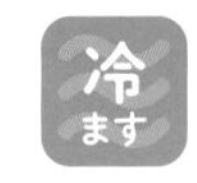

材料（2人前）

オリーブオイル…ひと回し
なす…1本 縦半分に切って斜め切り
にんじん…½本 棒状
たけのこの水煮…½パック 1㎝角
チンゲン菜…1束
葉はざく切り、茎は1㎝幅の棒状
乾燥黒きくらげ…5g 戻してひと口大
水…400㎖
プチトマト…10粒 半分に切る
天日塩…小さじ½
醤油…大さじ1
こしょう…少々
水溶き片栗粉
（片栗粉を同量の水で溶く）…大さじ1
卵…1個
黒酢…大さじ2
ラー油…お好みで

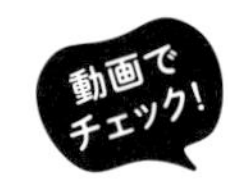

1. フライパンに、オリーブオイル、なす、にんじん、たけのこ、チンゲン菜の茎を入れてさっと炒める。
2. きくらげを入れて水を注ぎ、チンゲン菜の葉とトマト、塩を加え、ふたをして10分ほど煮る。
3. 醤油、こしょうで味をととのえる。水溶き片栗粉でとろみをつけ、溶き卵を2～3回に分けて加え、かきたま状にする。火を止め、黒酢を加え、ラー油をふる。

血管やコレステロールは酸味で解決
肩こり、肌荒れ、汗の悩みにも

LDL コレステロール値が高いのは、閉経後の女性にとっては通常のこと。ストレスも原因になるので神経質になる必要はありません。血液をサラサラにする野菜を集めた酸辣湯風のスープで改善しましょう。特にチンゲン菜は体の余計な熱を除き血液障害をよくします。たけのこは気の停滞を巡らせ、気分も穏やかになりますよ。

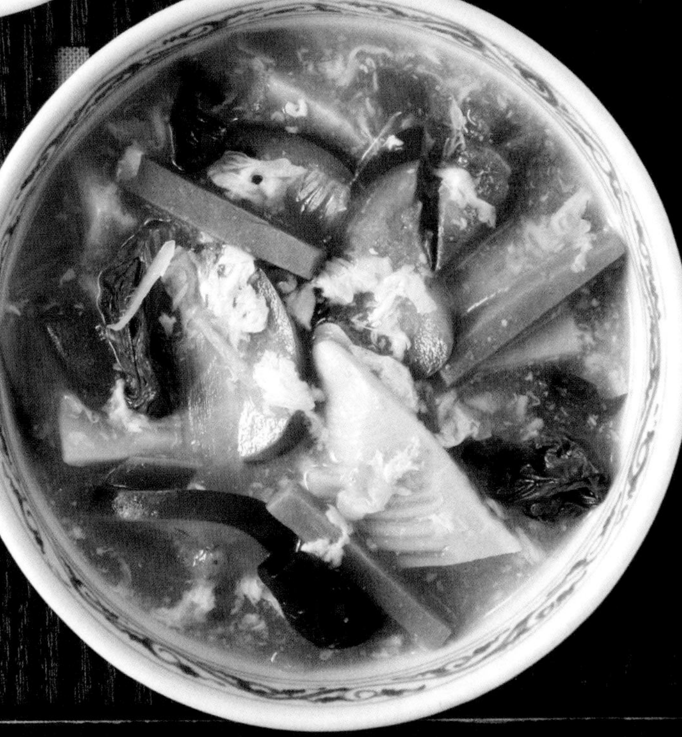

#ストレス　#くすみ　#便秘　#体の痛み

column

毎日食べて透明感「なすと玉ねぎのやみつき漬け」

私はもともとアトピー体質なので美白系の化粧品が使えません。炎症系のシミができてしまったのですが、意識してスープになすを使っていたら1カ月ほどで消滅しました。そんなふうに毎日少しずつなすを食べられるように考えたのがこの作り置きです。なすにはポリフェノールの「ナスニン」に強力な抗酸化作用があり、シミを消す以外にも肝臓を活発化したり、目の不調にもいいのです。合わせた紫玉ねぎも、玉ねぎに多く含まれる「ケルセチン」、色素のアントシアニンが含まれどちらも強い抗酸化作用を持っています。つまり、体のサビを落とすための代表的食材なのです。ぜひ毎日少しずつ食べてみてくださいね。

材料（作りやすい分量）

A
- しょうが、にんにく…各1片 すりおろす
- 酒…大さじ1強
- 醤油…大さじ1弱
- 黒酢…大さじ1
- カット昆布…あれば1枚 ちぎる

- オリーブオイル…ひと回し
- なす…小3本 2〜3㎝角
- 紫玉ねぎ…1個 1㎝角
- 水…大さじ1
- 天日塩…少々
- かつおぶし…½袋

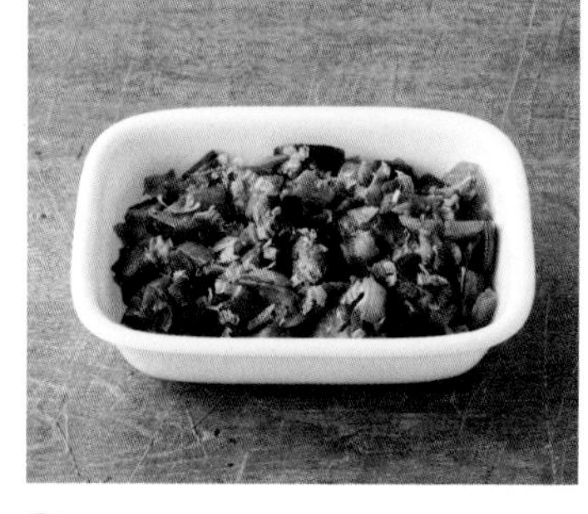

1. 容器にAを混ぜる。
2. フライパンにオリーブオイルを入れ、なすと玉ねぎを炒める。
3. ❶と水を入れ、塩で味をととのえる。かつおぶしを混ぜる。

※できたてでも冷やしてもおいしい。冷蔵庫で3日ほど保存可能。

Part 6

腎×気を補うセルフケア

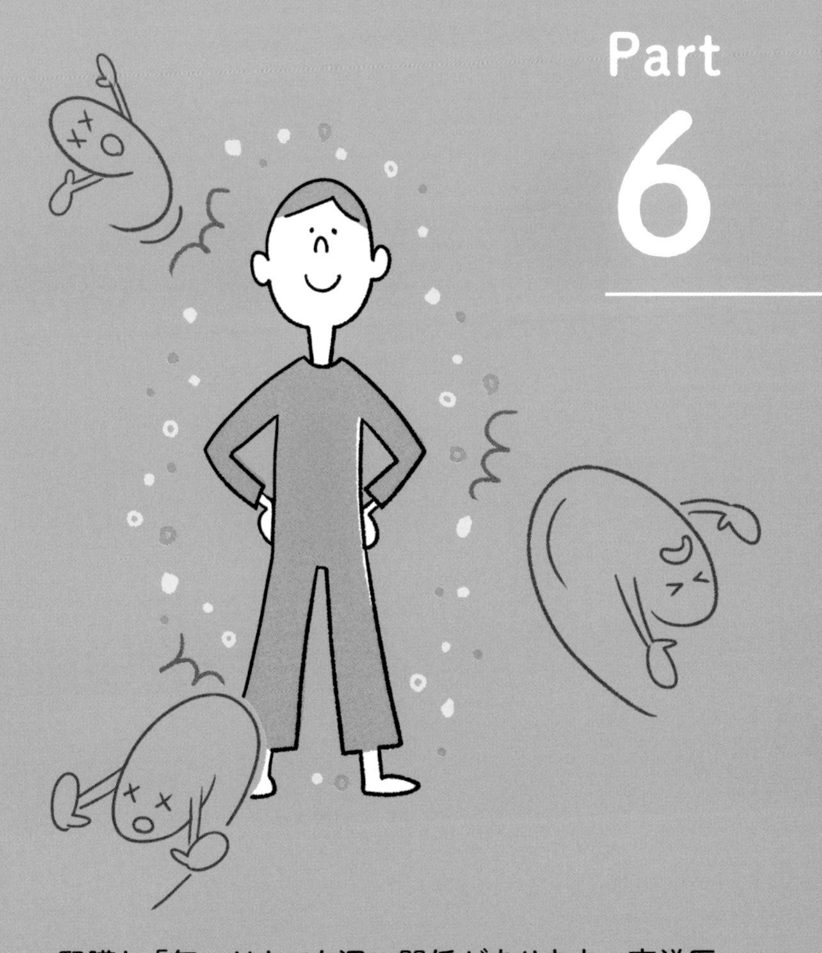

腎臓と「気」はとても深い関係があります。東洋医学をベースに考案したかんたんなマッサージやツボ押しで、もっと気を巡らせ、腎臓を強くしましょう。なんとなく不調が治らないというときは、邪気がたまっている可能性も。毎日のちょっとした工夫で邪気を遠ざけて。

セルフケア ①

なでて気を流す

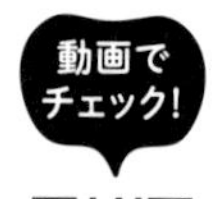

■頭

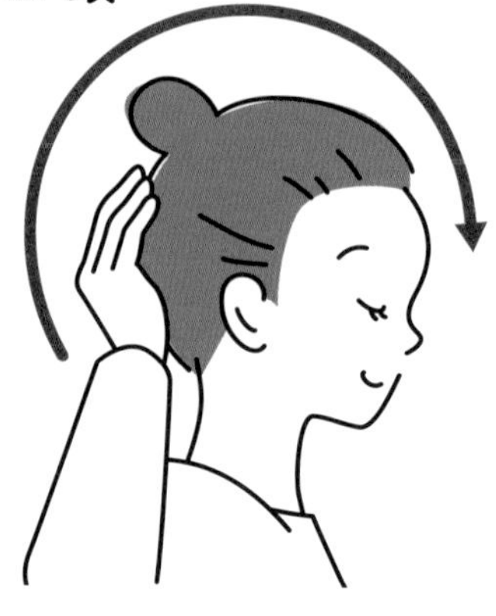

■お腹

実はこの2カ所で全身のケアができるほどの効果があります。頭は首からおでこにかけて。お腹はヘソ下からみぞおちへ。それぞれやさしくなでるを数回繰り返します。全身の気の流れが一瞬で整うのを実感!

肩がこったり、頭が重いとき、マッサージに行くと一時的に軽くなったような気がしますが、実は逆に悪化していることもあります。強めに「揉む」と毛細血管や筋肉を傷つけてしまうことも。鍼灸師の修業中に怖がりで自分に針を刺すのが嫌だった私が辿り着いたのは「ささない針」と「なでる」という究極のマッサージ。圧をかけず、ふわーっと、動物をなでるように、力を入れずやさしく。

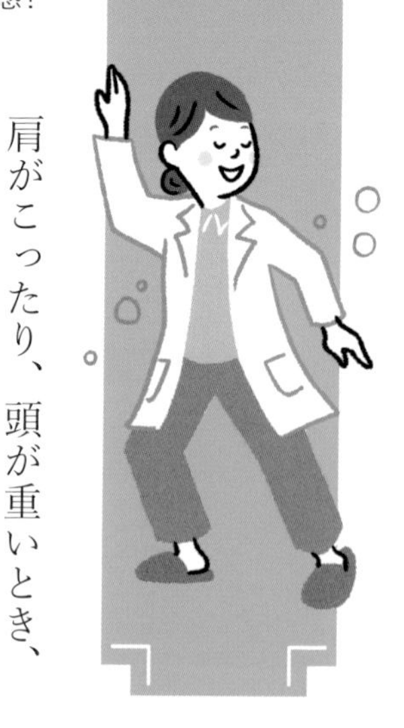

肩・腕

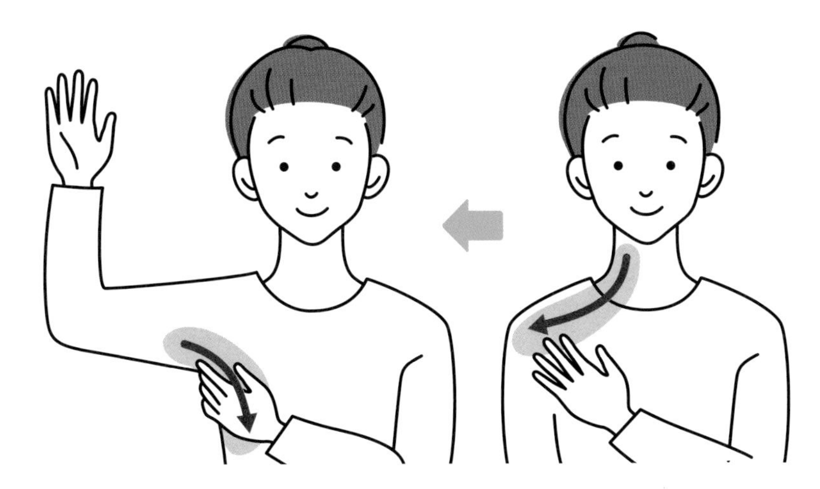

首筋を上から肩にかけて数回なでる。腕の上部は広くなでる。さらに腕を上げ、わきの下の下（胸の横）も上から下へ、数回なでる。肩が軽くなり、腕の可動域が広がる。力を入れると気が流れないので、なでるときは力を入れずにする。

手首

スマホ、パソコンを見る時間が長くなり、手首の悩みが急増中。揉むのではなく、指先から手首にかけてをさするように上下になでる。腱鞘炎は肘の周りも同時になでると楽に。

動画でチェック！

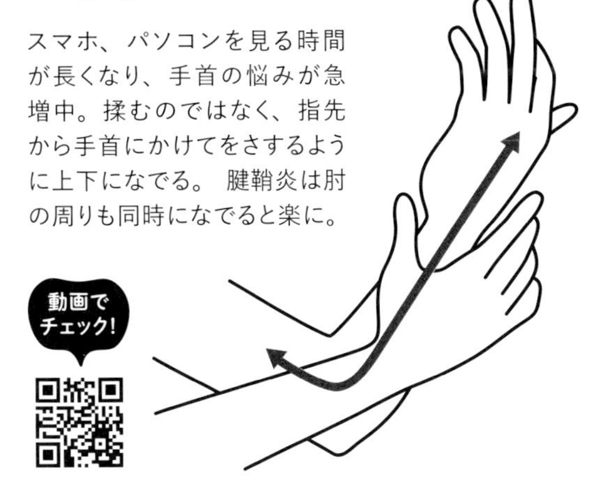

腰や股関節、膝、足首などの下半身の不調や痛みに関しては、そけい部やお尻、膝周り、足首のあたりを、上半身と同様に力を入れず、軽く上下にさすります。

■ 呼吸を深めるイメージ呼吸法

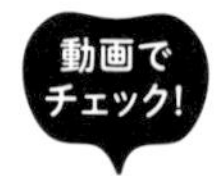

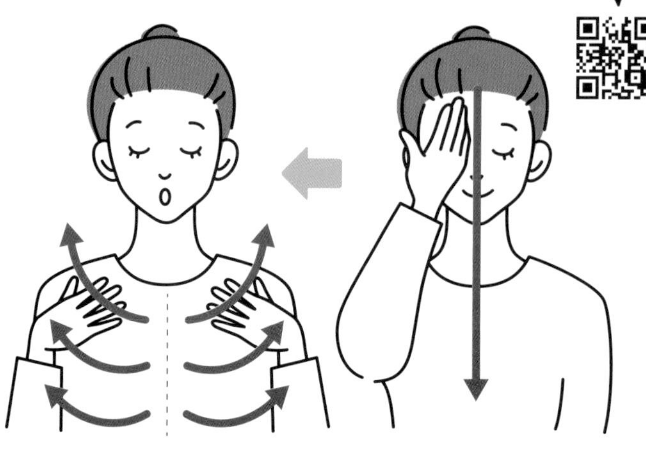

まず姿勢を正し、息をすべて吐き出します。目を閉じて、脳内で、体の前側に一直線の切り込みを入れるようなイメージです。次にその切り込みに手を入れて一気に開くイメージで呼吸を吸ってみてください。びっくりするほどたっぷりと息が吸え、全身に気が巡るのがわかるはず!

毎日誰もが数えきれないほど行っている「呼吸」。実は気の巡り、そして腎臓とも深い関係があるのです。

マスクをしているときはもちろんのこと、スマホを長時間見たり、パソコンに向かっている時間が長くなると気づかぬうちに呼吸が浅くなっている人が多いようです。呼吸が浅くなると、気の流れも滞り、腎臓に影響を及ぼし、さらにさまざまな病気の原因になりかね

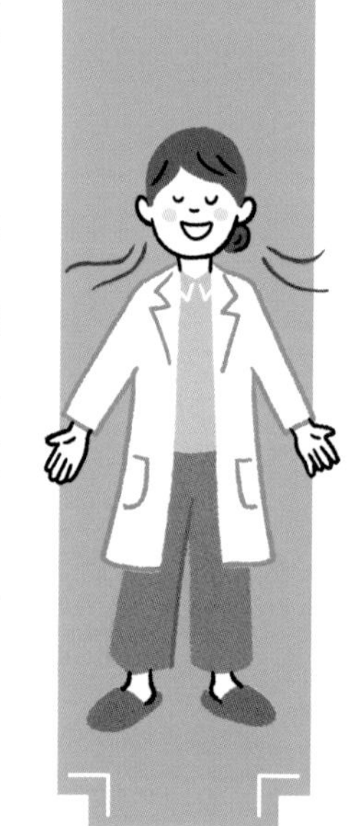

ません。びっくりするほど簡単な方法で気の巡りをよくし、腎臓を元気にしていきましょう。
また、深い呼吸をすることで内臓の位置を整える呼吸法もご紹介しましょう。

■ 食べ過ぎ、胃下垂のための呼吸法

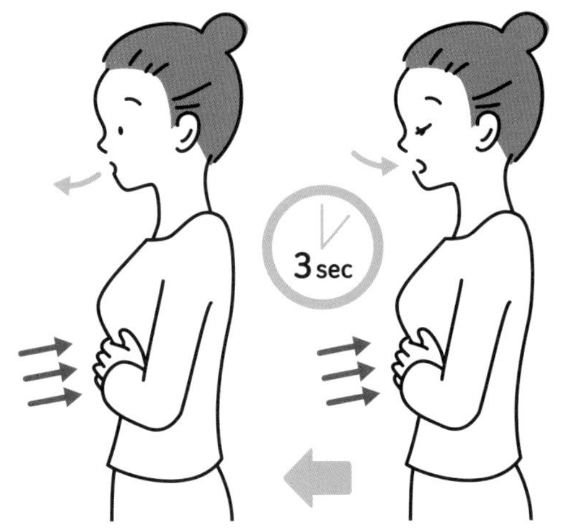

姿勢を正し息をすべて吐き出し、お腹をぎゅーっと凹ませながら、お腹を引き上げる意識で息を吸います。

▼

そのまま 3 秒息を止め、さらに凹ませた状態をキープしながら、息をゆっくり少しずつ吐きます。

食べ過ぎてお腹がパンパンになってしまったときに行うと内臓の位置が正常になり、気が流れ楽に。胃下垂の人にもおすすめ。

■「へ～」の呼吸

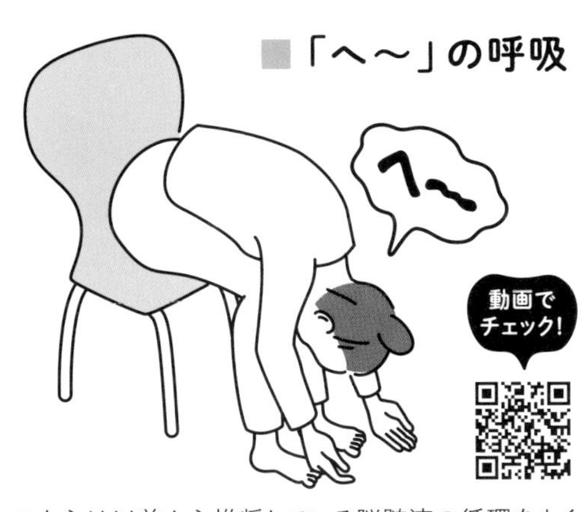

こちらは以前から推奨している脳髄液の循環をよくする呼吸法。椅子に座って頭を下に下げ、全身の力を抜いて、「へ～～～」と口に出しながら息を吐く。頭痛や天気痛の人向け。朝の習慣におすすめ。

セルフケア 3 ツボ押し

■ 腎臓寝るだけマッサージ

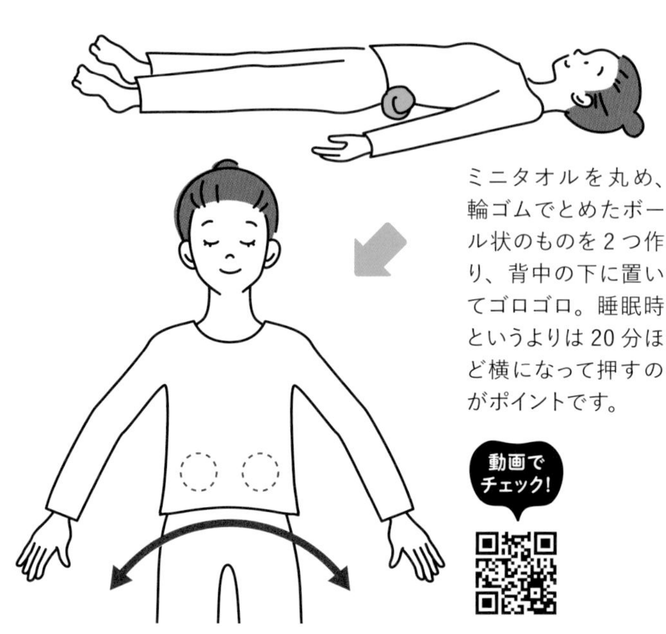

ミニタオルを丸め、輪ゴムでとめたボール状のものを2つ作り、背中の下に置いてゴロゴロ。睡眠時というよりは20分ほど横になって押すのがポイントです。

動画でチェック！

ゴロゴロするときは30秒まで。やりすぎは腎臓が疲れる。

腎臓を元気にするツボはいろいろありますが、もっとも腎臓にダイレクトに効くのが、腎臓を背中側から押すツボです。背中のウエストラインにあるその名も「腎兪（じんゆ）」です。背中に手を回すと親指に当たる場所がツボです。ただ、ずっと押すにはやりにくい場所なので、これを一人でも押せるタオルのクッションを作って、その上に横になりゴロゴロ。痛い場合は寝転ぶだけでも十分効きます。

毎日やったモモのツボ

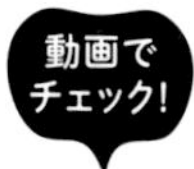

両手の親指を足の付け根に当て、上半身の体重をかけ、息を吐きながら3秒押します。

▼

少しずつ膝の方へ移動。3回繰り返す。私自身が毎日押して腎機能を取り戻したマッサージです。

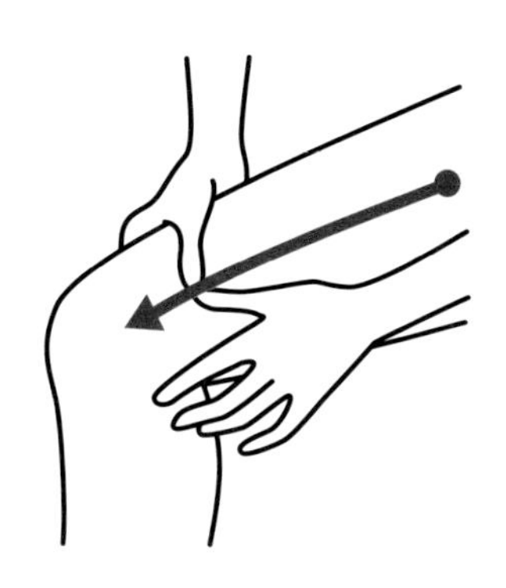

目もほぐれる頭のツボ

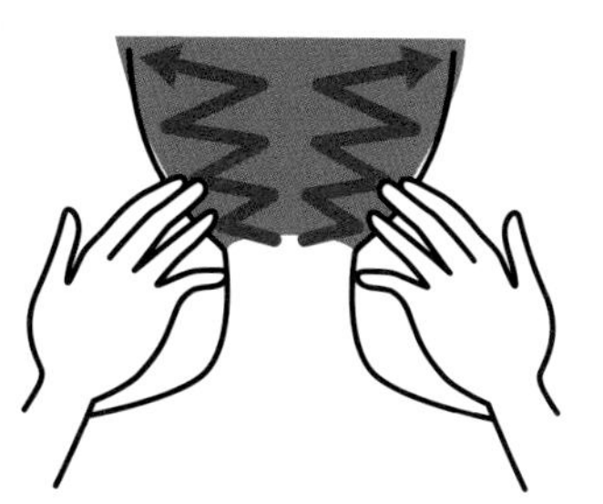

首の上のゴリゴリしている部分を指先でさする。目のツボも近いので、同時にほぐせる。

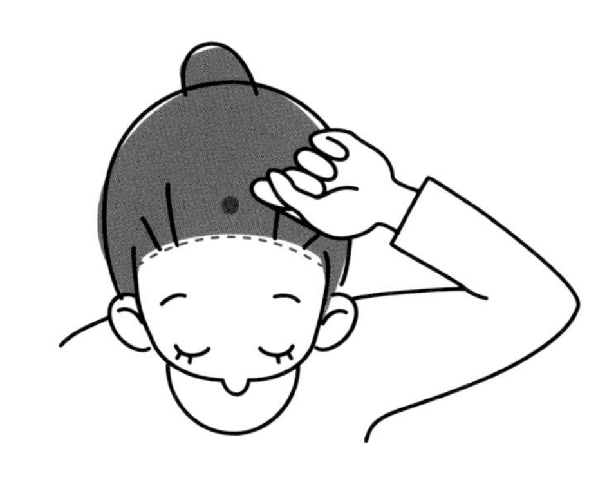

前側は髪の生え際から指1本分上の中央を人差し指の付け根の突起でぐりぐり。

足裏の腎臓のツボを刺激

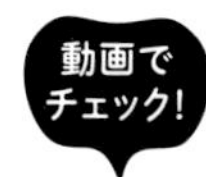

足の裏の中心を左右2本の親指で突き上げるように5回押します。

▼

手をグーにして真ん中から土踏まずに向かって流すようにこすります。

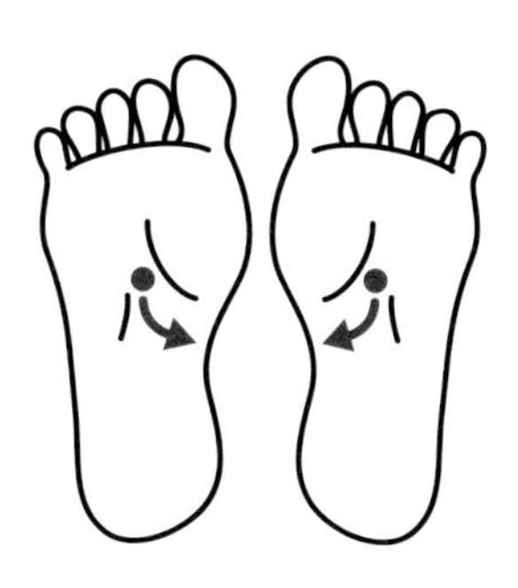

セルフケア

4 お灸に挑戦！

市販のお灸は優れもの！ 痛みが少なく、安全性も高いので、セルフケアに取り入れるのがおすすめです。火をつけてツボに置き、チリチリ・熱さを感じたらはずします（基本的な使い方はお灸の説明書に従ってください）。1回やればぐーんと気が巡るのがわかるはずです。お灸のあとは運動やお風呂は避け、ゆっくりと20分ほど横になりましょう。

おすすめのツボをご紹介するの

■ 足裏「湧泉（ゆうせん）」

足の裏の真ん中より指寄り。泉のように生命力が湧くとされ、全身の不調に。もちろん腎臓にも効く。冷えを改善し、不眠や精神的ダメージからも回復させてくれる万能ツボです。

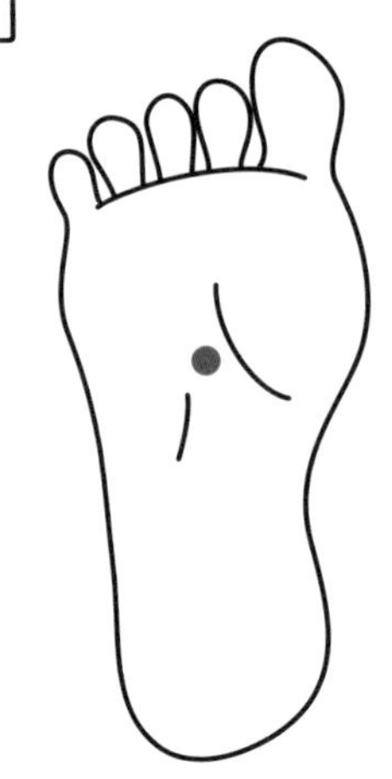

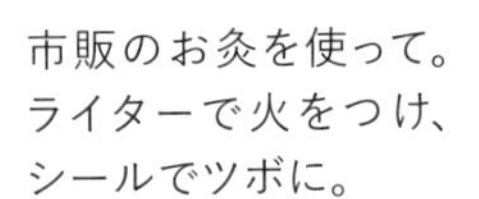

市販のお灸を使って。ライターで火をつけ、シールでツボに。

手のひら「労宮(ろうきゅう)」

手のひらの真ん中にある「労宮」はお灸を起きやすくて初心者にも◎。自律神経やイライラ、不安を取り除き、腎機能も高めます。両手のどちらに据えても OK。

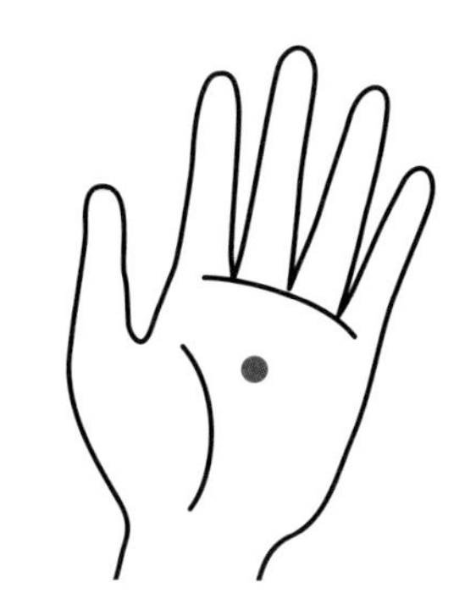

左腕「心臓と胃の特効穴」

左腕の肘と手首のツボの位置との真ん中の少し上あたり。ゴリゴリしているところ。胃腸や腎臓、心臓にも効果がある。イラッとしたときはここを押さえると心が落ち着くストレスツボ。

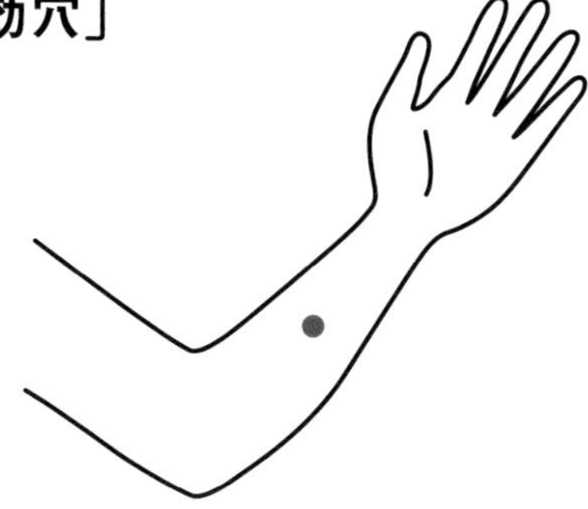

すね「三陰交」

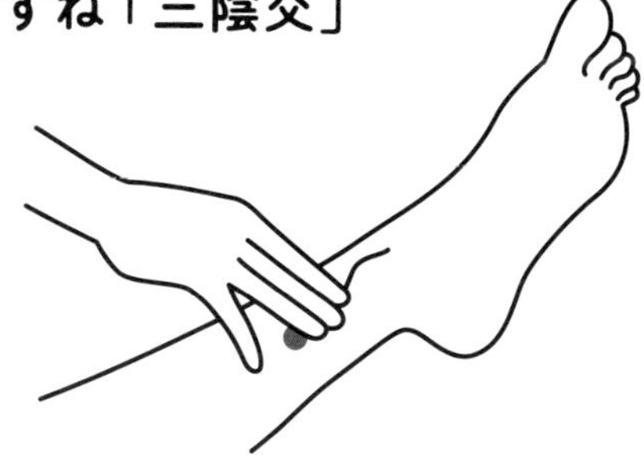

うちくるぶしから指 3 本分上にあるツボで、腎臓を整え、体内の水分バランスを調整。のぼせやむくみ、肩こり、花粉症にも。

でぜひお灸を据えてみてください。怖いならマッサージするだけでもいいですが、効果の違いにお灸にハマる人も多いです。

邪気抜き風呂の入り方

必要なもの
清酒または日本酒
（材料に糖類を含まないもの）
600mℓ以上
清酒
5~10
min

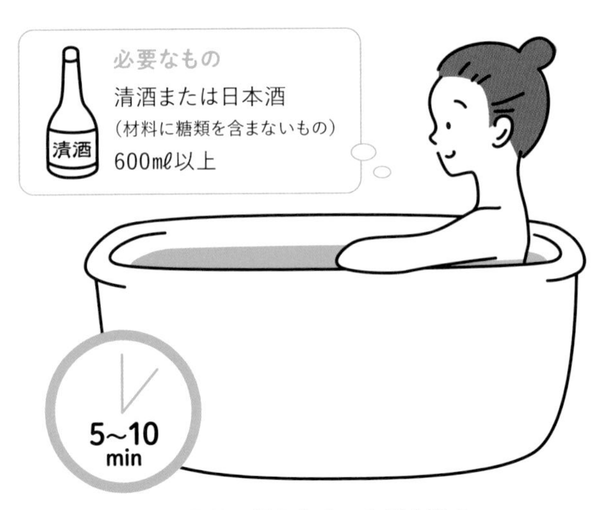

・いつも通りにお風呂に湯をため、お酒を注ぐ。
・入浴は５～10分（せっかく抜けた邪気がまた戻ってしまうため）。
・出たらすぐに湯を落とし、湯舟を洗う。自分の体もシャワーで流す。家族も連続して入ってはいけない。
・上がったらしっかり水分を摂る。

セルフケア
5
邪気を抜く

生活の中でいつの間にか持って帰ってしまっている「邪気」＝よくない気。人が集まる電車、ホテルや病院、神社巡りなど思いがけない場所でつけてきてしまいます。敏感な人だと、人と会うだけでもなんとなく肩がこったり、痛みや違和感、倦怠感などを感じることも。体につけたまま放っておくと、病気の原因にもなるので、その日のうちに邪気ケアを。ちなみに風邪も邪気のうちです。

■ 天日塩で手洗い、うがい

気の悪いところへ行ったり、人と会ったときは、帰ったらすぐに“塩手洗い”をしています。天日塩を小さじ１くらい手に取り、少し水を含ませて手のひらをごしごしと、指や甲も軽く洗います。ツルツルになる効果もありますよ。また、同じく天日塩小さじ１くらいを水に溶かしてうがいをするのもいいでしょう。外でもできるように少量の天日塩を持ち歩くのもおすすめです。

■ 邪気を寄せつけないコツ

邪気を引き寄せやすい体の状態は、「空腹」「寝不足」「疲労」。人に会うときや外出するときは、「すきっ腹にしない」「よく寝る」「疲れをためない」ことが大切。自分が元気で満たされていれば、邪気を寄せつけにくくなります。

■ 氏神神社で祓う

何を食べても血流改善しても良くならない不調は邪気が影響しているかも？　守り神である氏神神社へ参拝すると体についた邪気が離れ、しつこい体のコリがスーッと楽になることがあります。あまりに軽くなるのでやみつきになる人もいるほどです。自分だけでなく家族の健康にもつながります。氏神以外は人の念を拾いやすいため避けます。月に2回参拝するのがおすすめ。

■ 病気の人の右側にはなるべく立たないように

人の手や足の真ん中、頭は気の出入り口なので触れないようにします。相手の良いもの悪いもの全てもらってしまうからです。特に左からもらうので病気の人の右側に立たないように。

■ 中古品は避ける

他人が使った中古品はその相手の厄や邪気を丸ごと引き継ぐことになります。親の形見も生前の親の苦しみなども全て受け継ぐので気をつけて。

■ 家を邪気から守る、家族の健康に

健康な人は月に1度トイレに清酒600㎖を入れてふたをして10分後に流します。病気や不調の人は週に1度がおすすめ。腎臓や子宮含め下半身の健康によく、これをすることで家に邪気を滞在させないようにできます。

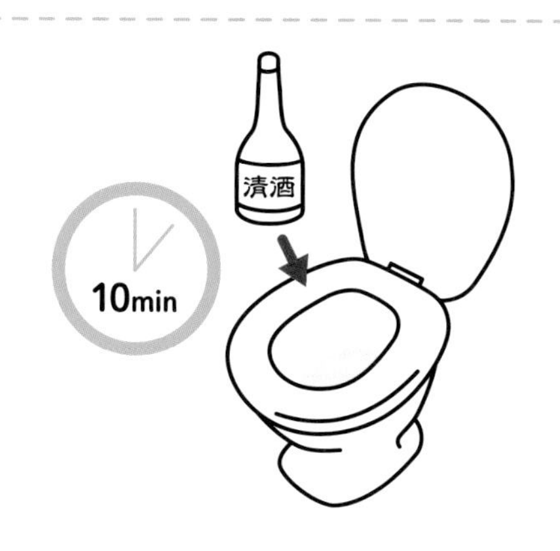

column

スープを食べた人の声

1冊目の本を出してから、実際にスープを食べた方からたくさんの嬉しい声が届きました。ぜひ参考にしてみてくださいね。

40代からの不調にスープが効果てき面！

半年ほどスープを食べてみたところ、緑内障の眼圧が下がり、むくみと冷え性も軽減。うれしいことに白髪、抜け毛も減ってきました！

健康診断に行くのが楽しみに！　夜は熟睡

スープを食べるようになって1年。血圧とコレステロール値が正常になりました。夜、トイレに起きる回数が激減したので毎日ぐっすり。

治療がつらく何もかも面倒だったのが……

2年前にIgA腎症を発症。自分の食事の工夫や、夫と別のおかずを用意することが苦痛でした。3カ月ほどスープを取り入れてみて、数値が改善されています。スープはおいしく、大げさでなく心の支えです。

便秘が自然に解消断薬でもどっさり！

下剤を飲まないと出なかった便が、スープを食べると3日連続でどっさり出るように！

野菜を味わいながら体の中から元気に

スープ生活で頑固な便秘から解放され、便秘薬も不要に。コロナやインフルエンザに負けない体になっています。そして、野菜のおいしさを再発見！

ポタージュをこまめに食べることで体力回復

ポタージュをこまめに食べるようになったら、増えなかった体重が少しずつ増えて元気が出てきました。BMI値も低体重から標準に。

INDEX

食材の性質を色分けしています。

●＝体を温める
●＝体を冷やす
●＝どちらでもないエネルギー源になる

魚介

●アジ（小アジ）
胃の冷えを取り、胃腸の働きを高める。脳の機能を高めるDHAやカルシウムも多く含む。

●イワシ（水煮缶）
カルシウムが豊富な上に吸収を促すビタミンDも多く、骨粗しょう症の予防に最適の魚。

●えび（むきえび）
腎機能を高め、性機能や認知症を予防。血流を促し、肩こり、不眠、便秘などを解消する。

●牡蠣
精神を落ち着かせ、強い心を作る。ミネラルは亜鉛、マグネシウム、銅、鉄など充実。

●鮭
胃腸の働きを高め、水分代謝を助けてむくみを改善。血の巡りをよくして冷え性を改善する。

●サバの水煮缶
サバは胃を元気にし、血の巡りを改善。不飽和脂肪酸のEPAはコレステロールを下げる。

肉

●牛肉
たんぱく質やミネラルが豊富で、筋力をつけ、足腰を丈夫に。鉄分も多く、貧血予防に。

●鶏肉
胃腸を温めて食欲を増し、疲労回復にも。コラーゲンが豊富なので肌や髪の潤いに。

●豚肉
腎臓にいい肉といえば豚肉。特にバラがいいが、脂身が多いため、ロースと組み合わせて。

野菜

海藻

●たけのこ（水煮）
独特のほろ苦い風味は、疲労回復に。胃を活性化し、消化を促す。食べ過ぎには注意。

●玉ねぎ
辛味成分の硫化アリルが疲労を回復し、胃腸を活発に。余分なナトリウムを排出する。

●しょうが

●ズッキーニ
熱を除き、潤いを補う。肌の潤いにも。お腹の張りを改善し、イライラを鎮め、美肌効果。

●セロリ
心を落ち着かせ、ストレスを緩和。食物繊維やカリウムが含まれるので解毒にぴったり。

●大根、大根おろし
加熱した大根は疲れやむくみに。気の停滞にも効果的。おろすと消化酵素が健胃効果。

卵

大豆加工品、小豆

●もち粟
脾や腎を高め、水の代謝を調節。余分な熱を取り、吐き気、むくみがあるときにぴったり。

その他

●甘酒
“飲む点滴”と呼ばれ、脳のエネルギー源である甘酒。必須アミノ酸、そして酵素が豊富。

●こんにゃく
食物繊維のグルコマンナンが成長作用での消化不良や便秘を改善し、老廃物を排出。

●酒粕
日本酒の搾りかすである酒粕。たんぱく質や食物繊維、ビタミンB6や葉酸が含まれる。

●梅干し
梅ポリフェノールには抗酸化力と殺菌力があり、感染予防に。熱を鎮める効果もある。

ごま

ごま
薬膳で「長生不老食」と呼ばれるほど万能。吸収しやすいすりごまを使うのがポイント。

米、餅

●切り餅、もち米
冷えた内臓を温める。胃腸を元気にして引き締め、汗や下痢が止まらない人にもぴったり。

●黒米、もち黒米
色素のアントシアニンやビタミンEが豊富でどちらも老化防止に。体力気力を補える。

●雑穀ごはん
白米に比べ、マグネシウム、カリウムなどのミネラルや食物繊維、ビタミンB群などが多い。

STAFF

撮影	菊池 陽一郎
フードスタイリング	結城 寿美江
デザイン	後藤奈穂
イラスト	いなばゆみ 後藤奈穂
構成・文	北條芽以
校正	鈴木初江
編集	川上隆子（ワニブックス）

これだけで不調が消える！

腎臓毒出しスープ

大野沙織　著

2024年4月11日　初版発行

発行者	横内正昭
編集人	青柳有紀
発行所	株式会社ワニブックス 〒150-8482 東京都渋谷区恵比寿4-4-9 えびす大黒ビル
ワニブックスHP	http://www.wani.co.jp/

お問い合わせはメールで受け付けております。
HPより「お問い合わせ」へお進みください
※内容によりましてはお答えできない場合がございます。

印刷所	TOPPAN株式会社
製本所	ナショナル製本

定価はカバーに表示してあります。
落丁・乱丁の場合は小社管理部宛にお送りください。送料は小社負担でお取り替えいたします。ただし、古書店等で購入したものに関してはお取り替えできません。
　ISBN978-4-8470-7423-3